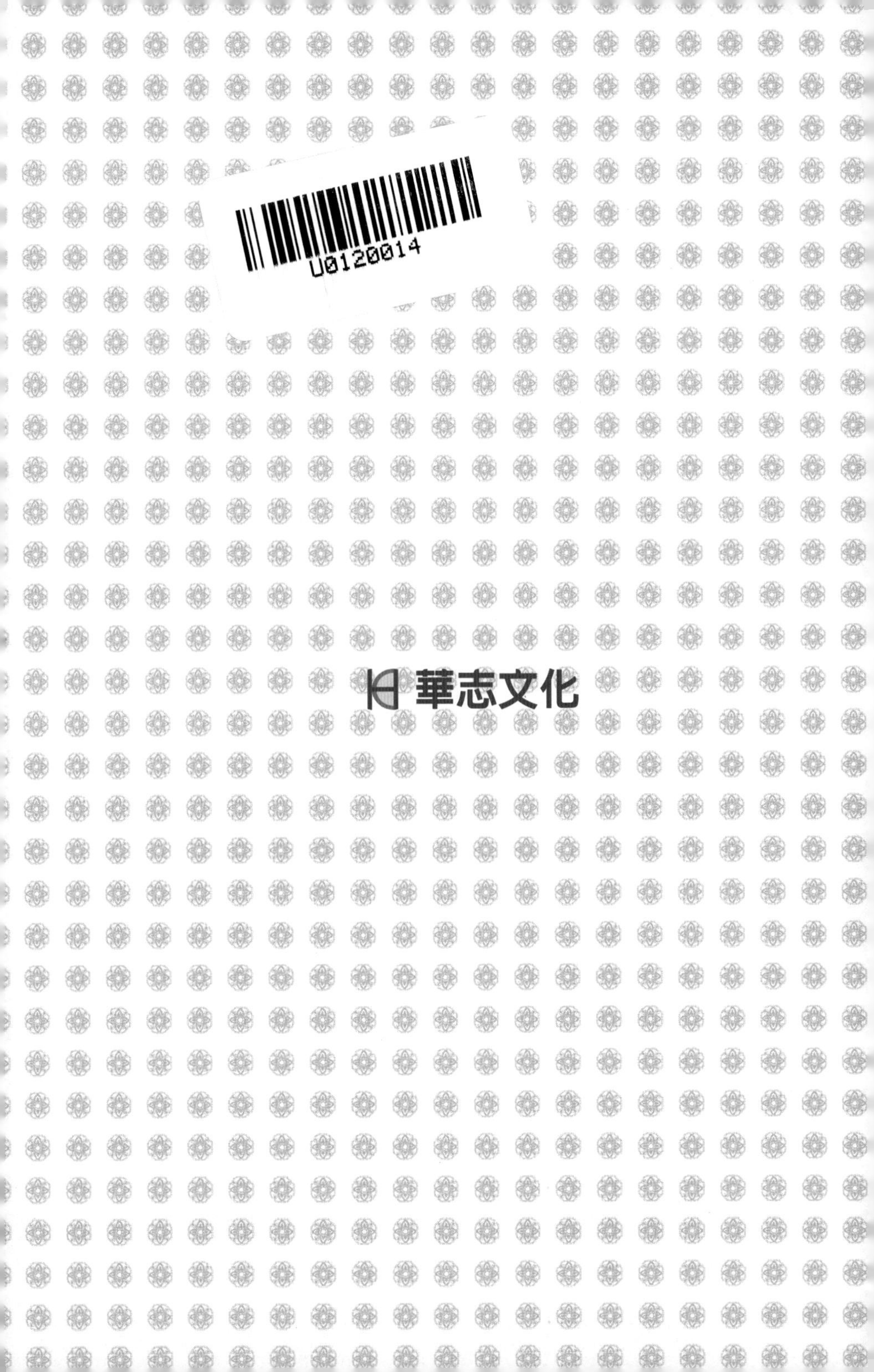
U0120014
華志文化

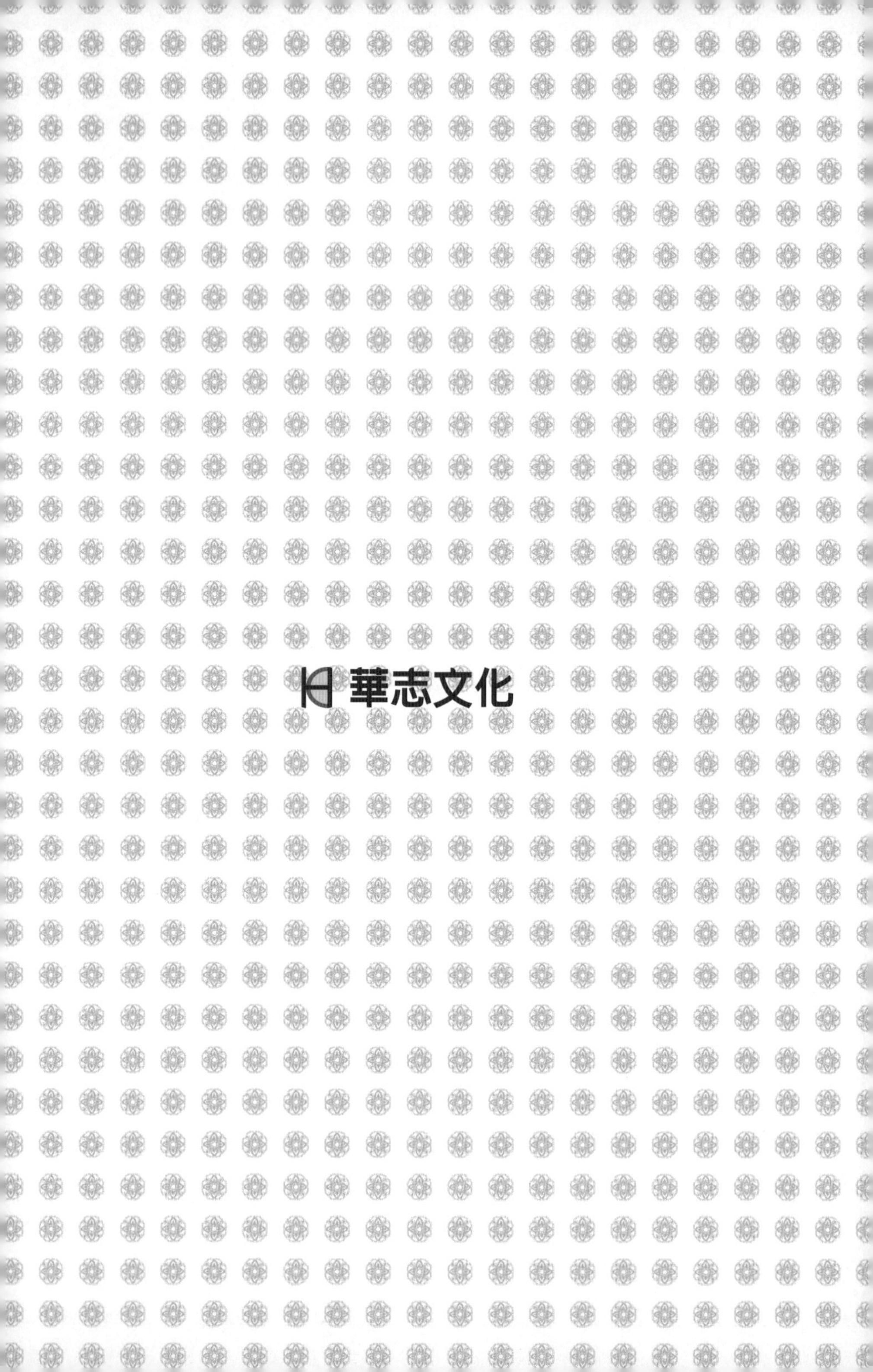
華志文化

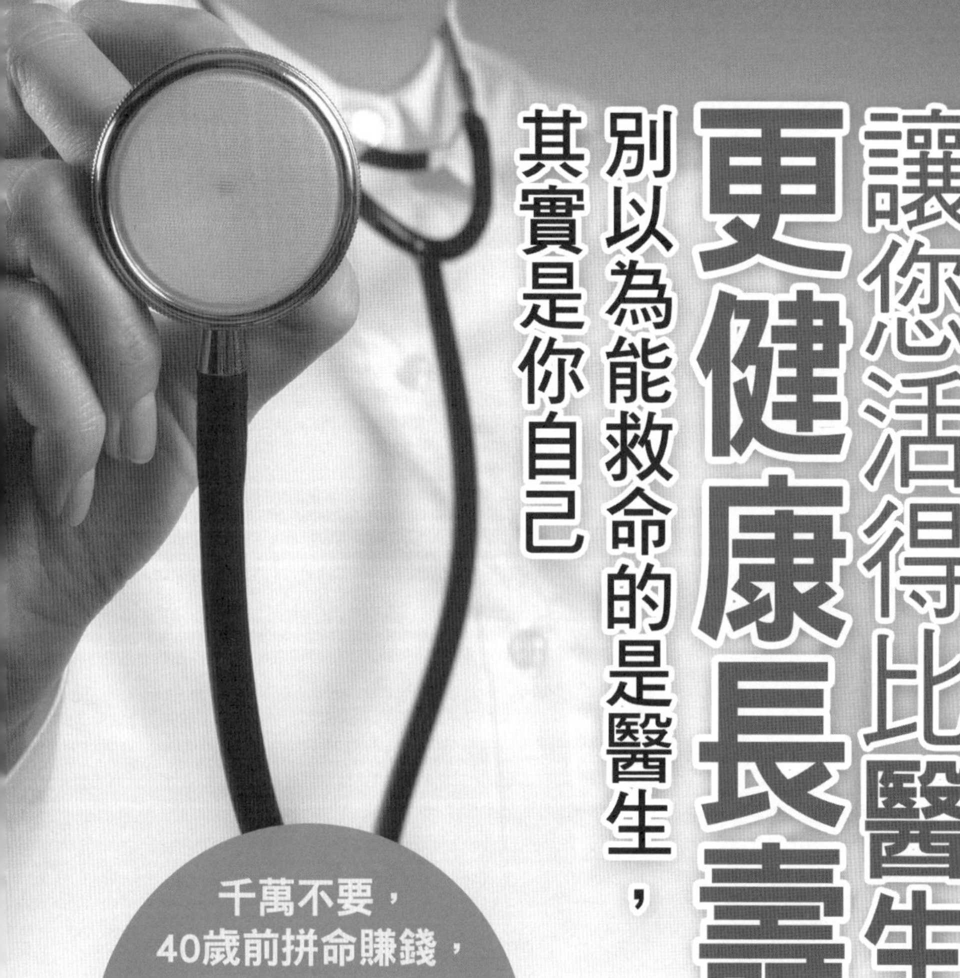

讓您活得比醫生更健康長壽

別以為能救命的是醫生，其實是你自己

千萬不要，
40歲前拼命賺錢，
40歲後以錢來買命！
錢是絕對買不回來命的。

★安頓身心，堵住健康的「小毛病」
★阻擊慢性病，防範生命「大決堤」
★管理健康養生，需要新的醫學常識

何裕民醫師 著

健康，是每一個人夢寐以求並不懈努力實現的目標。真正的健康不僅僅是人的軀體，而是人的體質、精神心理狀態與其生存環境的和諧和良性互動。本書從日常生活出發，以健康理念與常識、疾病防治與護理，針對我們所遇到的健康問題，做出介紹和治療建議。是一本最簡單、最實用、最易懂的養生保命書。

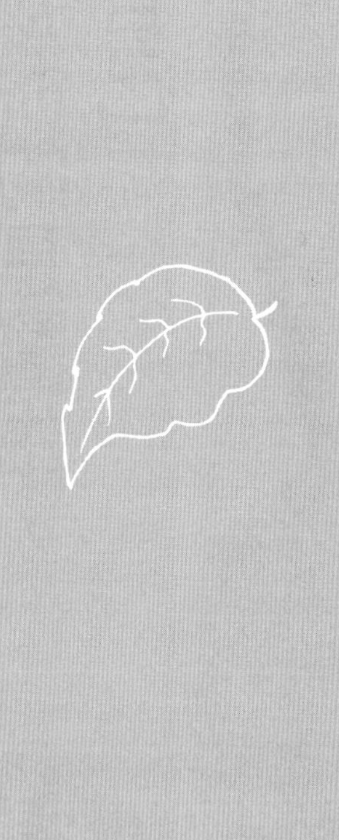

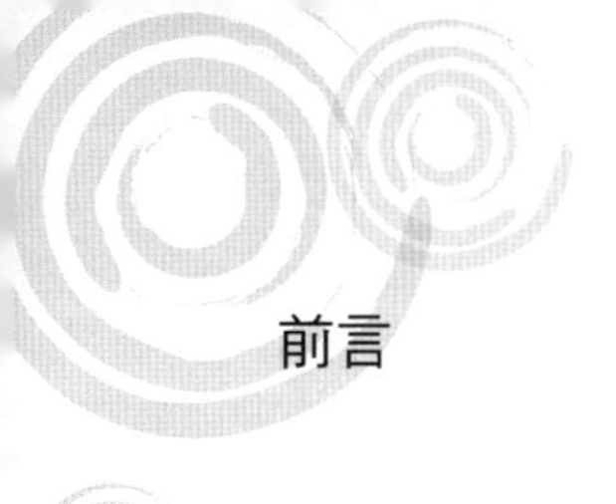

前言

今天對都市人類健康危害最大的是什麼?也許有人會說是癌症,也許有人會提到冠心病、中風、高血壓等。其實,真正危害最大且涉及面最廣的是精神、心理障礙,或者通常說的以憂鬱、焦慮為主體的情緒障礙。因為其太常見了,故又被人們簡稱或戲稱為「心靈感冒」。

健康定義的意義就在於,人們應當以自身的生理和心理狀態與外界生存環境和諧適應作為生活導向,而不是片面追求生理上的「正常指標」。這既是一種健康理念,又是一種醫學行為。本書從現實生活出發,以健康理念與常識、疾病防治方面,針對生活中我們所遇到的健康問題,做出介紹和治療建議。

作者長期致力於社區衛生服務及家庭醫生制工作的實踐者,具有家庭醫生健康管理研究的豐富經驗和扎實理論基礎。本書分共三篇十九條章節,分管理自我健康需要新模式概論,對家庭醫生健康管理實用技能作了全面闡述。

第一篇:安頓好心,堵住健康「小毛病」

第二篇:阻擊慢性病,防範生命「大決堤」

第三篇:管理自我健康需要新模式

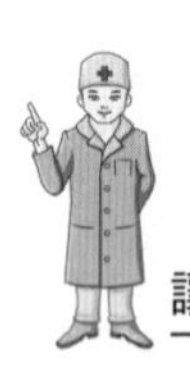

本書在講究科學性的基礎上，強調實用指導與普及性，通俗易懂，簡明扼要，內容新穎豐富，操作性強，可為家庭醫生提供參考，也可為病人及其家屬，廣大中老年人和基層醫務人員閱讀參考。

本書是何裕民教授在成功推出「抗癌視點」系列著作之後，整裝再發，於健康自我管理領域創作的一部創作。

作者以超寬廣的視野，超精闢的深度，從生活方式、飲食調節、心理健康、慢病防治等諸多視角，全新闡釋了當代健康管理領域的新知識、新趨勢和新方法。本書不但是作者對「亞健康」和「疾病預防與管理」成果的通俗化體現，更是他閱歷無數腫瘤患者後要對本書讀者說的心理話。

本書涵蓋了家庭生活中的常見疾病，無論是對疾病的描述，還是醫學等多個方面的應對策略，相信您閱讀後都會減輕對疾病的擔憂，為您的健康帶來幫動。

一位腫瘤科醫生總結數萬例患者的悲怨、悔恨與傾訴後要說的心理話。一部為不懈追求健康的所有讀者而準備的書。

目錄

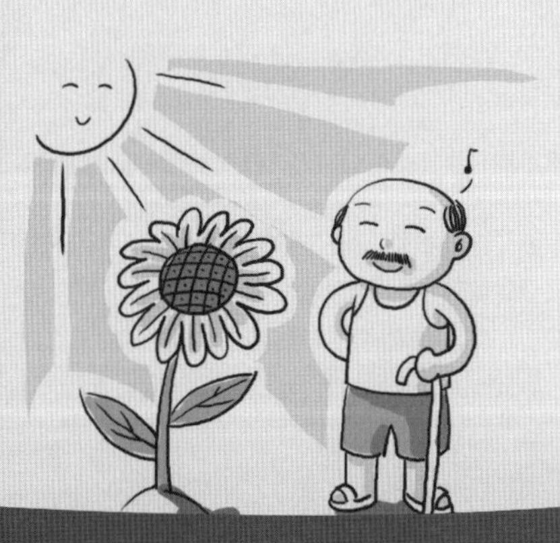

第三篇

管理自我健康需要新模式

第一篇

安頓好心，堵住健康「小病源」

惟知療人之疾，而不知療人之心，是猶舍本而逐末也！

——清．尤乘《壽世青編．序》

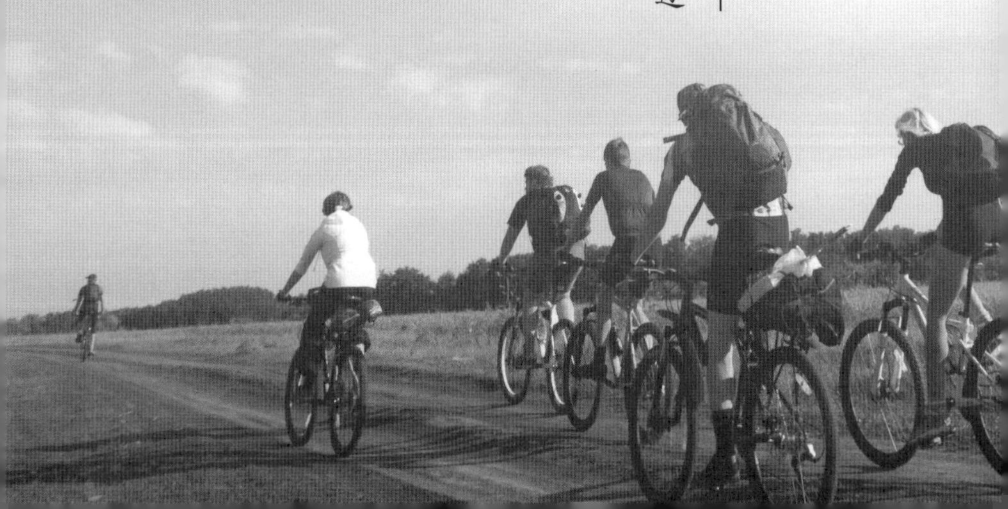

今天對都市人類健康危害最大的是什麼?也許有人會說是癌症,也許有人會提到冠心病、中風、高血壓等。其實,真正危害最大且涉及面最廣的是精神/心理障礙,或者通常說的以憂鬱、焦慮為主體的情緒障礙。因為其太常見了,故又被人們簡稱或戲稱為「心靈感冒」。

一、心靈感冒:殺人不見血

我想告訴大家的是:憂鬱症的早期防治比後期治療更重要。

——鐘南山

心靈感冒:離你我不遠

研究證實,就像每個人的身體經常會感冒一樣,幾乎所有的人,在他的一生中,或重或輕,或長或短地都會經歷一兩次「心靈感冒」。

人總有情緒低落、遭受挫折之時,古今中外,概莫能外。然而,隨著生活節奏的加快,生存壓力的增加,相互競爭的加劇,「心靈感冒」已經成為普遍現象;罹患嚴重「心靈感冒」,或持續處在如此狀態者,亦非少數。也許,人們會說,心靈感冒,只是一些心理或情緒偏差而已，值得如此大驚小怪嗎？錯了，就像普通感冒不加以積極調控，也可能發展成肺炎、臟器損傷，乃至菌血症、敗血症，危及生命一樣，持續的憂鬱、焦慮，或嚴重的心靈感冒之後果，同樣不可小覷。

臨床上，因其發展到極端（諸如自殺，或嚴重精神障礙），或招致其他有軀體明顯傷害的疾病者，比比皆是。進一步研究確定，癌症、冠心病、高血壓、糖尿病等常見慢性病的病理過程中，就多多少少留有著精神障礙在背後發揮著啟動作用的痕跡。換句話說：這些疾病儘管都表現出嚴重的軀體損傷，但它們的發病及發展過程中，心靈感冒則又常常起著催化、激發或者加劇等推手作用。

更為麻煩的是，它幾乎對所有的人——從青年，直到中老年人都構成威脅；而且，無論是輕中度的，還是重度的障礙，其危害都值得重視。但現實社會中，它又每每會被人們所忽略，僅僅認為充其量只是一次「心靈感冒」而已。有資料證實，半數以上的都市人群對此十分漠然（或者根本不知道），真正知曉其危害的，不到百分之二十。

憂鬱症在西方被稱為「藍色幽靈」。（上班族、CEO、精英）們在高壓力強競爭氛圍中，正迅速成為被此病症高度青睞的人群。

另據世界衛生組織近幾年的調查統計，全球憂鬱症的平均發生率超過百分之四，

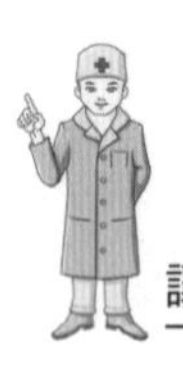

而在先進國家則高於百分之六。二〇〇九年，全球重症憂鬱症患者超過九千八百萬人，接近一億，而全球的憂鬱症患者已達四億多。在年滿二十歲的成年人口中，憂鬱症患者正以每年百分之十一．五的速率在遞增。預計到二〇一二年，憂鬱症的發病率在先進國家將上升到百分之十；到二〇二〇年，其重症患者的死亡或致殘率將升至疾病種類的第二位，僅次於缺血性心臟病。

令人遺憾的是，與高發病率形成鮮明反差，儘管現在這類疾病已經佔據疾病總負擔的很大一塊，但仍有更多的人遺留在外。可見，問題之嚴重，不容忽視！

我們的第一手調查資料顯示：約三分之一的軀體疾病及心身疾病都由精神障礙為先導。也就是說心靈感冒等還可以是其疾病的誘導因素。綜合這些客觀事實，可見，千萬別忽略了精神情緒障礙或心理應激問題，它很可能是大江決堤前的細細「病源」，雖不一定顯眼，卻可以後果嚴重。因此，就像長江下游要杜絕洪水氾濫，關鍵是築好堤壩，並及時堵住堤壩「病源」，防範決堤一樣；都市人群想要養生保健，管理好自身健康，防範疾病及爭取盡享天年，首要的是「安頓好心」，堵住憂鬱等「心靈感冒」之類的健康「小病源」。

也正因為這樣，歷代醫家或養生家都會強調：養心在養形之先！

就像中華醫學會前會長鐘南山教授所言：「我想告訴大家的是，憂鬱症的早期防治比後期治療更重要！」筆者曾經連續多年連任中華醫學會心身醫學主任委員，對憂鬱症等心理、精神障礙問題一直十分關注，我們強調：憂鬱症等的心靈感冒，其早期防治並不困難，問題首先是要對它有所認識，不再茫然無知。同時，意識到防範心靈感冒對於呵護健康、享受白壽的極其重要性。

曠野無人：憂鬱兇殘猛於癌？

幾年前，有本書叫《曠野無人》。寫書的是位乳癌患者，她本身是個記者，患了癌後又經歷了憂鬱症，經過一番非常痛苦的掙扎後，她一步步走了出來，活了下來，她以自身的經歷，不再忌諱，說出自己的體驗，認為憂鬱之危害，有時遠甚於癌。

社會對《曠野無人》給予了高度評價。客觀貼切地揭示了憂鬱問題，「這難道不是最大的社會問題，最大的人類問題嗎？」「再怎樣高估寫作的意義和價值都不會是過分的……就（此書）對於社會發展的重要性而言，絕不亞於一個世紀前所進行的那場思想啟蒙。二十世紀的思想啟蒙是關乎人類社會命運的啟蒙，而你現在所做的啟蒙是關乎人類自身的生命健康的啟蒙，進而從整個世界範圍和全人類的角度看，這種啟蒙同樣重要……」的確，鑒於憂鬱等精神障礙的普遍性、危害性及人們的熟視無睹，人們需要「生命健康的啟蒙運動」。

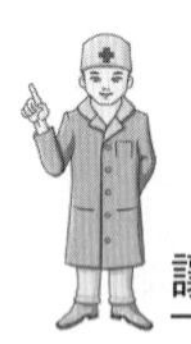

憂鬱的危害性究竟有多大，常人難以體驗。有位著名主持人曾是位憂鬱症患者，他曾經回憶說：「差不多有四、五年的時間，我憂鬱並活著。憂鬱症病人有多苦，不說也罷……」一句「不說也罷」，透出無限苦澀！很多人徑直以「生不如死」來一言以概之；更多的人則可能選擇自我了結生命，以逃避折磨。

據心理衛生協會統計，自殺已成為第五位的死亡原因，僅次於癌症、心腦血管病、意外死亡和呼吸系統疾病等。自殺未遂者往往造成不同程度的功能殘疾。而這些人群中，憂鬱症患者占了百分之七十～百分之八十。其中，不乏大量的世俗認定的成功人士。例如，一九九一年著名作家三毛自縊身亡，時年四十八歲；二〇〇三年著名藝人張國榮跳樓身亡，時年四十六歲；同年韓國現代公司董事長鄭夢憲跳樓自殺；二〇〇四年華裔女作家張純如，《南京大屠殺》作者，開槍自殺，年僅三十六歲；他們選擇自殺只有一個原因：因為長期被嚴重的憂鬱症所困。這些，可非一般人物，大都是人中精傑，理智且能幹；前期成就斐然，證實以往他們堅韌且果敢；只是被憂鬱症盯上，痛苦萬分，且使出渾身解數，仍無法掙脫後，只能非常痛苦地選擇如此的下下策，自我了結生命……

可以想像，憂鬱對生命及健康長壽等的戕害有多麼殘酷！

關於心靈感冒（憂鬱）的日常防範，我們將在後面章節具體涉及。

今非昔比！今天對於憂鬱、焦慮等的治療，已不再是大難題了。如懷疑自己已陷入憂鬱症狀態，那就別再忌諱尋求醫生幫助了，趕快找專科醫師看看。也許，他的幾個簡單招數就足以幫你解決問題。須知，越拖問題越是嚴重。

鬱為百病之源

從宋代開始起，中醫學家特別關注「鬱」的病理問題。從理學中走出，半路（四十六歲）習醫而成為一代名醫的朱丹溪，便十分重視「鬱證」，主張人之一身，「氣血沖和，百病不生；一有拂鬱，諸病生焉！」正常情況下，氣血協調，身體健康（百病不生）；情緒一有波動，憂鬱寡歡，百病便接踵而至。從而宣導了「鬱為百病之源」的理論。他的學生戴思恭、王履、易思蘭等都尊奉此說。此後，這一觀點就成了中醫學病因方面重要的不刊之論。

細細析之，「鬱」有廣義、狹義之別。廣義之鬱，指的是疾病的病理特點，王履所說的「凡病之起也，多由乎鬱。鬱者，滯而不通之義」。是指各種疾病在不同程度上存在著氣機鬱滯這一機能障礙而言的；狹義之鬱，指的就是由情緒之憂鬱引起的病症。古醫家有時稱為「情志之鬱」「因鬱致病」。明代醫師張介賓說：「至若情志之鬱，則總由乎心，此因鬱而病也」。指由心理因素引起的情緒障礙，此障礙又可進一

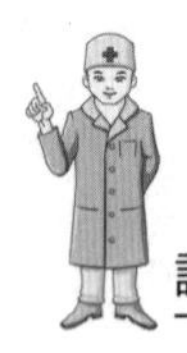

步發展成多種疾病。因此，有了「鬱為百病之源」的認識。

中醫學中，「鬱證」的病因是明確的，總不外乎情緒不暢，各種劣性情感活動誘發「鬱證」。張介賓歸納出以下三種情況最為多見：「一曰『怒鬱』，二曰『思鬱』，三曰『憂鬱』」。「如怒鬱者，方其大怒」而致，「又若思鬱者，則惟曠女（成年未婚）嫠婦（寡婦未再嫁）及燈窗困厄（寒窗苦讀而未成功名者），積疑在怨者皆有之」，「又若憂鬱病者……本無邪實，此多以衣食之累，利害之牽，及悲憂驚恐而致鬱者，總皆受鬱之類。」總之，各種不良的心境持續日久，都可發展成「鬱證」，並進一步導致其他軀體病變。

中醫學所說的「鬱證」，臨床主要表現有悒鬱不樂，精神不振，胸脅脹悶疼痛，失眠多夢，喜歡唉聲歎氣，胃口不好，常噯氣吞酸等。結合現代臨床，部分屬於憂鬱傾向，部分則可歸之為憂鬱症（甚至部分屬於憂鬱性精神病）。

何以宋朝後出現這麼一個重視「鬱證」的趨勢？其緣由值得一探。

我們知道，中國儒家文化一直到宋朝的「程朱理學」問世，並獲得牢不可破的統治地位後，才真正確立起其一統天下的地位。理學強調的是：「存天理，滅人欲」。就是人的各種行為規範都必須遵循「天理」；人性中諸多本能性的東西，必須強加抑制。宋朝開始，對百姓思想文化及行為的禁錮是空前的，不像唐朝以前那麼豁達、寬鬆。正因為這樣，臨床出現了很多因於壓抑及憂鬱所致的健康問題。朱丹溪是一個生活在「夾縫」中的人。他的治學基礎是理學；後期又學醫，並廣泛接觸臨床。在臨床中發現由於理學的約束與壓制，百姓中情緒壓抑及憂鬱倍增，而臨床很多病症就是由情緒壓抑憂鬱所致。

所以，他無奈中宣導了這麼一個學說。應該說，中國封建社會從宋、明以後，就走向了下坡，走向了禁錮，走向了嚴格管控。也正因為這樣，使得「鬱證」在宋、明時逐漸變成了臨床主要病症，或者說誘發其他疾病的最常見的源頭。而先於宋朝的唐漢之前，鬱證臨床並不多見。可見，社會文化對精神心理的影響是巨大的。

至於鬱證的治療問題，除了中醫藥之外，古代醫師則比較側重心理療法。如清代華岫雲在注解名醫葉天士《臨證指南》醫案時，就反覆說：「鬱證全在病者能移情易性」「惟怡悅開爽，內起鬱熱可平」「各宜怡悅開懷，莫令鬱痹綿延」「必得開爽，冀有向安，服藥以草木功能，恐不能令其歡悅」等；所強調的都是要配合情緒及精神心理療法。

此外，中醫學還發展了諸如培養患者琴棋書畫、釣魚養花、觀賞旅遊、茗茶飼鳥等興趣療法，也可稱為情趣療法。這些，可陶冶人的情性，使之在心理應激時，能夠自我較快地借助興趣途徑，轉移思考中心，從而更易取得心理平衡。

其實，此類療法對於今天的憂鬱之防治，也有一定的參考作用。

百病，或皆起於「心」

很多常見疾病或起源於心理，或者說它們的發生、發展過程中，精神、個性、心理、情緒等的因素每每起著不可忽略的作用。

例如，調查結果證實，內科心血管疾病中約百分之六十的病人或病症，其起因或疾病發展過程明顯受制於個性的心理情緒因素；而消化道疾病中這類情況則約占百分之五十七；內分泌疾病患者中這類情況更是高達百分之七十五。

具體而言，臨床調查發現，工作緊張度高是冠心病發病重要原因之一。緊張狀態對冠心病患者的發病，要比遺傳、高脂飲食、吸菸等顯得更為重要。在二〇六例心血管疾病患者的調查中發現伴有憂鬱、焦慮和疑病狀態的有一一六例（百分之五十三．三）。

有個經典的教案：某美國中年男子在某大公司做了二十多年，一直沒有得到提升。快五十歲時，他被提升為一個部門主管。提升後，他工作更加努力，更加投入。有天上午，他到公司上班時，突然感覺有點胸悶，臉色不好，出了點冷汗。就在他準備去醫院之前，他的上級得知情況後來看他，鼓勵讚揚了他幾句，說我們公司員工如果都像你一樣，會怎樣怎樣……聽到這個鼓勵後，他所有症狀消失了，又像原來一樣，繼續工作。到了中午，症狀加重了，不得已，到了醫院一查，原來是急性心肌梗塞、冠心病伴有前壁區的心肌梗塞。結果一出來，他的症狀更重了，胸部憋悶、疼痛……下班前，公司董事長聽說他生病後，專程來醫院看他，然後，又是一番肯定、鼓勵與安慰。看到董事長親自來看他，他受寵若驚，與董事長對話輕鬆自如。董事長走後，他症狀竟然幾近消失……第二天早晨，醫院主任醫師來查房，他的症狀又明顯加重，憋氣、疼痛，說不出話了，需要用氧氣了……有個細心的醫師叫恩格爾，記錄下了他短暫的病情變化史，認為他的每一個緩解或加重，都是「情緒因素」在起作用。上級的肯定，董事長的讚揚，讓他心花怒放，心情愉悅，病情明顯緩解；得知自己患了冠心病伴急性心肌梗塞，或主任醫師來查房，他自我意識到病情不輕時，自我暗示又促使症狀顯著加重！症狀都是伴隨著情緒變化而坐上了「雲霄飛車」，起伏變化很大！

對急性心肌梗塞後存活的患者以及死亡患者家屬所做的調查，也發現，多數患者發病前一段時間（近七成）有緊張、焦慮、生活不滿、恐懼、壓抑或睡眠障礙等情緒應激史。

筆者親歷一個病案非常有說服力，那是二十世紀七十年代末八十年代初的事，筆

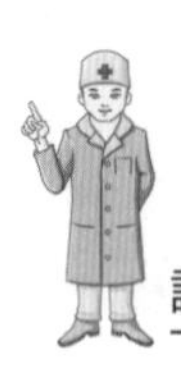

者在醫院急診工作，收治了一個患者。這老人家不到七十歲，胖胖的，高度懷疑急性心肌梗塞，馬上讓他住院搶救。病人被搶救過來後，中西醫結合治療兩星期左右，康復得不錯，症狀非常穩定，已能自己起坐，行動基本正常，生活能自理了。就在準備出院，收拾行李時，幾個子女在他病房裡因為醫藥費分攤問題當著老人面爭執起來。這邊越爭越厲害，那邊老人又暈厥了過去，胸痛加劇，再一次的心肌梗塞發作。最後，醫藥費還沒爭出名堂來，病人搶救無效，去世了！診斷結果是急性情緒應激導致大範圍的再次心肌梗塞。這種情況應該說是司空見慣。

研究證實：被抑制的敵意情緒可能是導致高血壓病發生的重要心理因素。高血壓病多見於應激與衝突明顯的社會人群，在社會經濟力低下和犯罪率較高的地區居住者，其血壓平均水準明顯升高。

消化道疾病患者中，因於心理情緒因素的也十分常見。消化性潰瘍就是典型的心身疾病（指其發病及發展過程中心理因素起著重要作用的）。有調查提示，胃或十二指腸潰瘍患者中約六成患者存在著心理或個性因素。

有一個典型案例也很有意思。美國有個男子，生性比較內向，且拘謹認真。他的第一次婚姻不理想，夫人很急躁，很有點像中國人說的「母老虎」，對他看不慣，常當面訓斥他，而他應對夫人的方式則是以「忍」為主。婚後幾年間，他反覆胃潰瘍發作，治癒沒有多長時間就又復發了。到了他二十八歲時，夫人實在看不上他懦弱的性格，和他離婚了。不久，他又重新再婚，再婚的這個女子是亞裔移民的後代，性格比較溫順，對他較為體貼，兩人生活得不錯。第二次婚姻的十多年間，他的胃潰瘍沒有再發作過，富態白胖，非常健康。然而，很可惜他的第二任夫人在他四十歲時去世了。此任夫人病重期間，他的胃潰瘍又發作了。不久之後，他再次續弦，這次的女孩既不像第一任夫人那麼驕橫、強勢，也不像第二任夫人那麼順從、文靜，而是一個比較自我、自顧自的人。婚後不久，他的消化性潰瘍又開始反覆發作，但沒有第一任夫人時期那麼頻繁。到五十歲剛過時，他最終被確診為胃癌，在五十四～五十五歲時因為胃癌去世。有人分析了他的一生，認為他的消化性潰瘍的高發和穩定，都和他的生活境遇（或者說他的夫妻關係）密切相關。其實，這也是人們熟視無睹的一類臨床常見現象。

消化道被稱為是情緒的「晴雨表」，對情緒的反應尤其敏感。其中，臨床常見的腸易激惹綜合症與情緒關係更是密切，此病發病率很高，通常老百姓會稱其為「急性胃腸炎」，表現為經常性的腹痛、腹瀉，或腹瀉與便祕交替。有臨床研究者一共觀察本病患者一三〇例，發現其中一〇六人存在著陣發性的結腸痙攣（此時常常伴有劇烈腹痛），另外二十四人是無痛性腹瀉；前者中的八十二例（占百分之七十七）及後者

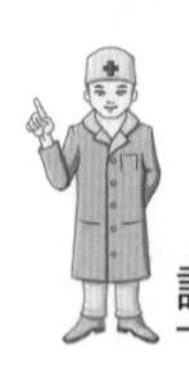

中的二十一例（占百分之八十七），其發病或病情加重都可明確是由心理因素直接誘發的，而腸鏡下的活檢通常並無異常病理改變。人們研究後認定：嚴重的焦慮、憤怒、憂鬱、恐懼和對抗等情緒，均可影響自主神經功能，從而使結腸運動紊亂和分泌失調，導致腸易激惹綜合症的迅捷發生。

我們觀察到：臨床上，腸易激惹綜合症的患者往往生性敏感、謹慎，一有重大事情就容易腹痛、腹瀉發作。筆者曾接觸並診治過一個病人，他剛剛從明星大學畢業，以優秀畢業生的身份進入某公司。公司上下對他的期望都很高，所以，開始幾天他一進入公司就要拉肚子，每次被叫到主管辦公室，一走到門前，就會劇烈肚子疼，水樣泄瀉。經過很長一段時間藥物及情緒調整後，他才適應。但是多次做腸鏡檢查，沒有任何異常狀態。其實，這最初就是因為情緒問題引起的。

神經科也是心身疾病高發的重地。例如，疼痛是臨床最常見和典型的症狀。而疼痛患者中，約百分之三十五應用安慰劑後疼痛可以明顯減輕，證實心理因素在其中起著重要作用。又如，我的研究生早期研究確定，心理因素也常常可以誘發近百分之五十的頭痛或偏頭痛的發生。

二〇〇九年六月的《美國心臟病協會期刊》發表了一項研究結果：「絕望會導致女性的頸動脈管壁增厚，進而引發中風。」研究發現中年女性中這一情況尤其嚴重；

情感冷漠的人中風後恢復的速度也大大慢於常人。

美國明尼蘇達大學的研究人員指出，「絕望主婦」主要有兩個特點：拒絕思考；對自己失望，覺得自己無用。她們可能平時沒有心臟病症狀。長期消極情緒，則為潛在的心血管疾病埋下禍根。研究對比了絕望程度較高和較低的兩組女性，發現前者的頸動脈平均動脈壁厚竟高達〇．六公分，遠遠高於後者〇．二公分。頸動脈內膜增厚是動脈粥樣硬化的表現，增厚的地方會形成斑塊，這些斑塊脫落時，堵住血管，就會導致腦梗死，也就是通常說的「缺血性腦中風」，亦稱「中風」。

癌症也是如此，就整體而言，有一個大致的說法，約三分之一的癌症長在心上。換句話說，總體上，癌症發病過程中，心理因素起著百分之二十～百分之三十的催化作用。對此，已有大量資料確定。我們已出版多本書籍，如《從「心」治癌》、《好身體靠好心態》、《千萬別做好女人》等，深入討論了癌症防治與心理糾治的關係問題。

更為重要的是，精神心理因素還非常明顯地影響著這些疾病的治療及康復過程。急性心肌梗塞急性緩解後，後續常規治療的同時，注重並加強個性糾治，兩年內可降低百分之七十～百分之七十的心肌梗塞復發率；消化性潰瘍注重並加強個性糾治和情緒優化，兩年內的復發率可以下降百分之八十。癌症患者更是如此。一直有個說法：

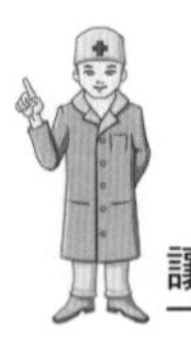

癌症患者三分之一～二分之一不是死於癌症本身，而是死於心理休克或嚴重的心理障礙。

總之，從現代臨床來看，許多慢性病（百病），或起於「心」，並非虛語。故近些年來，國內外醫學界開始宣導疾病的從「心」防治及常見慢性疾病治療中加強「心理教育性治療」的重要意義。世界衛生組織前任總幹事寫了《人道醫學》一書中，就強調了這一點。我們推出《從「心」治癌》等書，本意也是如此。

養心重於養形

中醫學有個系統的經典認識：「心者，五臟六腑之大主也，精神之所舍也。」「心者，君主之官也，神明出焉。」「主明則下安，主不明，則十二官危。」這裡說的都是一個意思——這個「心」有多重解釋，可以看作我們肉體的心臟，也可以包括精神意識在內。從我們對中醫學的多年研討來看，這個「心」包括腦的整合功能在內，換句話說，古人強調了人體有個整合功能，整合心理活動和生理活動，如果這個整合功能出問題了，無論心理還是生理都會出問題。然而，這個整合功能很大程度上受到精神、情緒、個性等的影響。因此，中醫學一直強調，養心在養身之上。例如，《道藏．至言總養篇》指出：「偽道養形，真道養神。」《雜病源流犀燭》強調：

「太上貴養神，其次才養形。」中醫學中，類似的認識及經驗非常豐富。結合今天的臨床及研究來看，「養心重於養形」，欲保健養生，延年益壽，先從養心做起顯然是明智的，抓住了問題的關鍵。

二、好觀念也養生

健康的心理來自智慧的頭腦。現代人易患心理疾病，病根多半在於想不明白人生的根本道理，於是就看不開生活中的小事。倘若想明白了，哪有看不開之理？

——周國平

病根：靈肉分離

眾所周知，觀念指導行動。觀念指導心理行為。因此，真的要安頓好心，要養心，就要從觀念，特別是價值觀的育化做起。

周國平先生在《把心安頓好》一書中，就明確提出了一個重要觀念，即「好觀念也養生」。筆者非常認同這個觀念。他強調：「說到底，人在世上活著，就是一個價值觀問題。」對於個人來說，價值觀決定了人生境界，也左右了他的心身健康水準；

對於國家來說，價值觀決定了國家的文明程度及其能否可持續發展。

周先生在該書中進一步探討今天的許多社會問題的深層次根源，認為今天諸多健康及社會問題的重要根源是「靈魂和肉體分離」「心沒有安頓好」，此一語中的，非虛語也！他指出，「生命，原來是單純的，可是，人卻活得越來越複雜了。許多時候，我們不是作為生命在活，而是作為欲望、野心、身份、稱謂在活！不是為了生命在活，而是為了財富、權力、地位、名聲在活！這些社會堆積物遮蔽了生命，我們把它們看得比生命更重要，為之耗費一生的精力；不去聽，也聽不見生命本身的聲音了。」「在事物上有太多理性的堆積物：語詞、概念、意見、評價等。在生命上也有太多社會的堆積物：財富、權力、地位、名聲等。天長日久，堆積物取代本體，組成了一個牢不可破的虛假的世界。」

「生命所需要的，無非空氣、陽光、健康、營養、繁衍，千古如斯，古老而平凡。但是，驕傲的人啊，拋開你的虛榮心和野心吧，你就會知道，這些最簡單的享受才是最醇美的。」「生命是人的存在的基礎和核心。個人建功創業，致富獵名，倘若結果不能讓自己安身立命，空間有何價值？人類齊家治國，爭霸稱雄，倘若結果不能讓百姓安居樂業，究竟有何價值？」

「人生任何美好的享受都有一顆澄明的心，當一顆心在低劣的熱鬧中變得渾濁之後，它就既沒有能力享受安靜，也沒有能力享受真正的狂歡了。」

他進一步說：「一個人越是珍視心靈生活，他就越容易發現外部世界的有限，因而能夠以從容的心態面對。對於沒有內在生活的人來說，外部世界就是一切，難免要生怕錯過了什麼似的急切追趕了。」「我們的行為被錯誤解讀，美好的初衷就很容易丟失。」這些睿智的哲言，是不是能夠給我們很多啟示呢！

的確，現今社會，人們很多問題，很多糾結，很多困惑，包括很多軀體疾病的深層次根源，都是源自心靈的不安寧。荀子就曾經如此表達：把「心」掃乾淨了，靈魂才能安居，爾後，五臟六腑才能穩定康健。今天，欠缺的不正是這些嗎？如今，外面的誘惑太多！自我的心靈沒好好安頓，焦慮、煩躁、情緒不安，接踵而至的是各種各樣的健康問題，包括癌症、高血壓、冠心病等。所以，不管康健與否，都需要把「安頓好心」作為活著的首務，心身和諧了，才既能快樂生活，又能防病保健，還可幫助你「守住健康」，或者有利於病後康復。

別被錯誤觀念誤導了

其實，國外的智者也發出了同樣睿智的聲音，仔細傾聽一下，頗有醍醐灌頂之感。

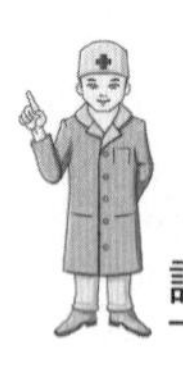

美國麻塞諸塞州布蘭代斯大學社會學的莫里教授臨終前的遺言被學生錄成了《相約星期二》，該書問世後風靡全球，再版二百多次，銷量直達幾千萬冊。書中，莫里教授對當時美國（二十世紀九十年代初）現狀的批評，同樣值得今天的國人好好反思。他說，在錯誤的價值觀指導下，「我們大多數人都生活在夢裡，我們並沒有真正地體驗世界，我們處於一種渾渾噩噩的狀態，做著自以為該做的事。」

是的！踮起腳尖，拚命追趕的芸芸大眾，按你今天的活法，活著有意義嗎？我們真的是在生命本原的意義上活著嗎？

你如果經常感到「心累」、迷茫、疲勞不堪、無所適從，不妨靜下心來，傾聽一下美國社會學教授莫里先生是怎麼說的。

你真的有意義地活著嗎？

莫里教授強調：人類的文化與教育造成了一種錯誤的慣性，並一代代地誤導下去。什麼誤導呢？余秋雨先生在《相約星期二》的前言中，總結道：「我們的文化不鼓勵人們思考真正的大問題，而是吸引人們關注一大堆實利瑣事。上學、考試、就業、升遷、賺錢、結婚、貸款、抵押、買車、買房、裝修……層層疊疊！一切都是為了活下去，而且總是企圖按照世俗的標準活得像樣一些。大家似乎已經很不習慣在這樣的思維慣性中後退一步，審視一下自己，問：難道這就是我一生所需要的一切？」

是的！所有的人都應該好好反思一下，對照自己，特別是已經陷入亞健康狀態甚或疾病困厄的人，真的應該好好審視一下自己：上述所言，難道不就是我們現狀的真實寫照？

但，這些難道就是你我生命和生活的真正及全部意義所在嗎？

真實的需要被掩蓋了

由於價值觀的誤導，「因此，每個人真實的需要被掩蓋了！」「需要」的變成了「想要」的。而今天人們拚命「『想要』的內容則來自於左顧右盼後與別人的盲目攀比。明明維持充足營養就夠，但所謂飲食文化把這種實際需要演化到了山珍海味、極端豪華的地步；明明只求舒適安居，但裝潢文化把這種需要異化為宮殿般的奢侈追求……大家都像馬拉松比賽一樣跑得氣喘吁吁，勞累和壓力遠遠超過了需要，也超過了享受本身」。

擁有得越多越好嗎？

莫里尖銳地批評說：「擁有得越多越好。錢越多越好。財富越多越好。商業行為

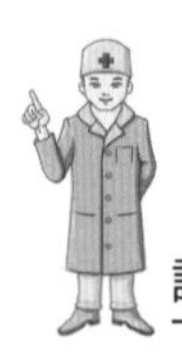

也是越多越好！越多越好！越多越好……我們反覆地對別人這麼說，別人又反覆地對我們這麼說，一遍又一遍，直到人人都認為這是真理。大多數人會受它的迷惑而失去自己的判斷能力！」「這個社會在想要什麼和需要什麼這個問題上是很困惑的。你需要的是食物，而你想要的卻是巧克力聖代！」

其實，汽車洋房、寶馬、賓士並不能給你帶來快感與安寧。「我們樹立了錯誤的價值觀，從而對生活產生了一種幻想破滅的失落感。」

官位、權利與金錢也同樣。

我們踮起腳尖，拚命地追趕，其實不正是希望自己擁有得越多越好嗎？

筆者看到一個案例很令人思考：某女性，比較瘦小，生的是肺癌，是做文化管理的。筆者順口說：「文化管理其實是一份比較輕鬆的工作，你怎麼會生這個病的呢？」她的老公在旁邊笑著說：「對啊！她的工作的確很輕鬆，但是她心裡就是不滿足，這十多來年間，她醉心於炒房產，一心想著如何讓自己的財產增多！因為買了太多房產，所以天天算計，想盡各種辦法還貸款，心裡天天糾結，且天天與別人攀比……」「看似輕鬆的工作，卻因過多追求，活得非常累……」「現在家裡房子是有好幾棟了，都空著，沒有人住。房價跌了，貸款漲了，她天天愁啊！怎麼還貸，結果，貸款沒有還成，卻中獎得了個肺癌……」筆者不敢說她的肺癌跟這個有直接關係，但至少很多女性肺癌患者或源於過度追求完美，或源於過度操勞，過分地心累，導致了遠離生活本來意義，嚴重的則出現如此病變。

然而，上面所述說的這些中，又有多少真正是我們所迫切需要的呢？這才是今天大多數人（包括亞健康及一些疾病患者）普遍的困惑與煩惱的核心根源所在。

如此狀態下，你的心可能安頓好嗎？甚至，你會考慮這些生存的本質問題嗎？怎麼辦？只有從弄清楚自己真正需要什麼做起！

現今社會實在太豐富了，誘惑太多了，多得你無從選擇，再加上商家聰明的推銷，讓你的心一直在晃蕩，踮起腳尖，四顧八盼，左右衡量，難以定捨……不如放棄很多沒有多大意義的誘惑，也許，你會活得更安寧些，更從容些。

明白自己真正需要什麼

莫里老教授語重心長地告誡說：「一個人在事業上的成功遠不是人生上的成功。」事業上的所謂「成功」，如果缺乏生活上的安寧，那不僅僅遠非成功，甚至可能是場「災難」。

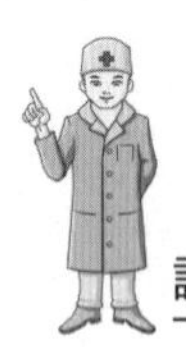

的確如此，筆者臨床從事的是腫瘤治療，筆者的患者中身家數億的，身居要職的，太多、太多了！其中，不少人生了病後往往深感困惑：「我前期追求的究竟是什麼？」「我自己迷失了嗎？」很多人的確迷失了自我，迷失了生存的基本目的。

筆者有個患者，是當地十分著名的房地產商。他平素對人很吝嗇，累積了很多財富，財產如果以數字計算，早就在數十億之多。在晚期癌症治療中，他對他人、家屬及助手等仍很苛刻，也不是特別配合醫生。因此，直到病重，他還不太知情，且很少有人願意探視他，他也沒有接受很好的治療（因為人們畏懼他）。最後一段時間，他大概預感到情況不妙，一口氣燒掉了一百多萬元現金；臨終前最後幾天則一語不發，家屬則拒絕所有人探視（據說是深怕他亂發錢）；最後，他提出了個古怪的要求，出殯那天要沿著他所創造的企業和房產走上一圈……筆者想，他當時可能就在後悔：「我身價數十億，又有什麼意思呢？」他死後屍骨未寒，兩個兒子又為財產大打出手，他的企業則面臨著一場又一場的官司……熟悉者無不唏噓不已！

因此，不管是健康者還是身體有所不適的人，首先應該明白自己真正需要什麼，為什麼而活著，什麼才是最重要的。正如莫里教授所強調的：「只要明白了什麼是真實的需要，就會直向關愛和奉獻！」這樣，才會體驗到人生的意義與價值，才不至於留下過多的遺憾！

幽默大師林語堂先生曾說過：「地球上只有人拚命工作，其他的動物都是在生活。動物只有在肚子餓了才出去尋找食物，吃飽了就休息。人吃飽了之後又埋頭工作。動物囤積東西是為了過冬，人囤積東西則是為了自己的貪婪，這是違反自然的現象。」一直違背自然，當然會受到懲罰，懲罰之一，也許就是讓人們心緒不寧，恍惚無主，最終心身失去康健。

人類真實需要的是關愛與奉獻

莫里教授說：「其實，我們過多地追求物質需要，可它們並不能使我們滿足。我們忽視了人與人之間互相愛護的關係，我們忽略了周圍的世界。」他進一步揭示：「人生最重要的是學會如何施愛於人，並去接受愛。愛是唯一的理性行為。相愛，或者死亡。沒有了愛，我們便成了折斷翅膀的小鳥。」其實，莫里教授揭示的是人生真正的意義。

筆者在臨床上觀察的腫瘤患者很多，發現一個簡單的事實：很多非常平凡的腫瘤夫婦，一路走來，坎坎坷坷，然而，他們之間充滿著愛，相互關愛，相互付出，並接受著愛，往往會生活得很好；即使走了，也會走得更安詳些、寧靜些、平和些。正如莫里教授所說：「身份和地位往往使你無所適從，唯有一顆坦誠的心方能使你悠悠然

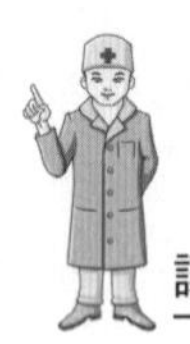

地面對整個社會！」

我們研究小組進行調查時也發現，凡恩愛的夫妻，願意為對方付出愛，關心對方的夫妻，生了癌後，康復得更好。這在社會學上是大有意義的。「你要使生活有意義，你就得獻身於愛，獻身於你周圍的群體，去創造一種能給你目標和意義的價觀。」顯然，理解、接受並奉行這一宗旨，是所有現代人都需補上的生活意義之課程！

為心找個可安頓之處

著名的星雲大師則強調要「為心找一個可以安頓之處！」「心安在哪裡呢？」大師詰問道：「安住在錢財上，它可能失去；安住在情感上，它可能會變化；安住在榮耀上，它可能不長久……」因此，俗界「實在沒有一個真正的安樂窩」。大師指出：「佛陀教我們安住在禪定上，所謂『以定安住，一切皆定』。禪的世界，充滿灑脫、自在、活潑；禪的風光，可以與宇宙天地永恆並存……」

何謂「禪定」？此乃佛教詞也，不執著一切境界相是為「禪」；內不動其心是為「定」。簡單地說，佛教認為：修行者能攝守散亂心，專注一境，即是所謂「禪定」。它是修佛法者的一種調心方法，目的是淨化心理，鍛鍊智慧，以進入諸法真相的境界。《君友會佛教大辭典》中把「禪定」則描述為：由「凡人」到「成佛」整個過程中，起關鍵性作用的是「禪定」，沒有它發揮積極作用，「凡人」是無法達到「成佛」的境界。可見，「禪定」是一種修行方法。

以定安心，常可袪疾

大師的上述見解，也可以通俗地解釋為：若能將心「以定安住，一切皆定！」其實，歷史上，展現出這一思想精髓的、類似的成功案例還可以信手拈來很多、很多。

筆者在二十世紀八十年代主編全國第一本心身醫學教材——《心身醫學概論》時，輯錄了多個有意義的案例：針灸大成》一案：「鄺子元有心疾，知某僧醫能治，叩之。僧曰：『貴恙起於煩惱，惱煩生於妄想，夫妄想之來，其機有三……（有）過去妄想……現在妄想……未來妄想也。三者妄想，忽然而生，忽然而滅……不患念起，惟患覺遲，此心若同太虛，煩惱何處安腳？』又曰：『貴恙亦原於水火不交，凡溺愛冶容，或成宵寐之變，禪家謂之內生之欲。二者之欲，綢繆染著，消耗元精。』若能離之，則心腎相交，形神安泰。僧醫在語言疏導的同時，還規勸鄺氏行澄心靜默之法。『子元如其言，乃獨處一室，掃空萬緣，坐靜月餘，心疾如失。』」

《友魚齋醫話》記載一案：「前明道林蔣先生偶抱疾病，歲乙亥病益甚，噦血，

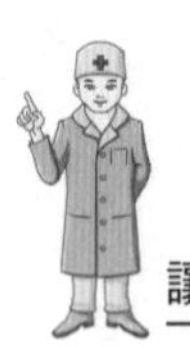

幾不起。先生乃棄醫藥，借寓道林一室，祇以一力自隨。閉目迭足，默坐澄心，常達晝夜，不就席。一日忽香津滿頰，一版虛白，炯炯見前，猛然有省之間，而沉疴已霍然去體……」

這些案例，都展現了「禪定」等的調控心身機能之力量。儘管不無誇張之嫌，但從改變認識做起，透過自我的精神調整，還是有其積極地促進健康之意的。

把心安頓在什麼地方？

對於普通大眾（俗人）來說，佛教及「禪定」畢竟比較陌生、遙遠，我們在日常生活中又究竟應該把心安頓在什麼地方呢？

應該回歸單純，回歸內心世界……其實，讓生活回歸簡單，才能安頓好心。「人要回到原點，才能更輕鬆自在。」這是第一要義！

其次，要著眼於當下，著眼於今天明天。人不應該一直緬懷過去，否則會愈來愈消沉。要學會讓自己重新「歸零」，把從前的記憶全部拋開，做一個不對過去耿耿於懷，而只是樂對「當下」與未來的人。這樣，心才能寧靜。

三、學會主動講和

退一步，海闊天空；忍一時，風平浪靜！

——民間諺語

學會調整好自己的角色

安頓好心的重要環節之一是讓生活回歸簡單。這就需要調整自己的角色，學會講和，主動適應與改變。

今天，時勢比人強！天，時時在變，社會，則快速發展。過去很多天經地義的事，如今可能落伍了，不適應了，故現代人應該學會緊跟時代，「與時俱進」，學會適應與改變。且在這過程中應該學會原諒自己，與自己講和，同時，也應該學會原諒別人。須知，記恨和固執都是毫無意義的，只能徒生苦惱與煩躁！

由於時勢在變，且年齡不饒人，也許，你健康有了點小問題，也許還可能生了病，因此，有時「下山或許會更快樂」，要注意調整好自己的角色。

成年後，各種類型的人都有可能出現健康問題，包括患了一些慢性病。因此，儘管各位的前期經歷與背景不同，但人們有種習慣，總喜歡按原來行事模式繼續我行我

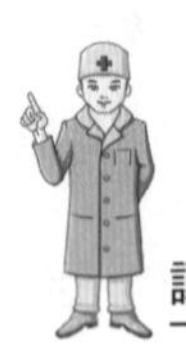

素，這可能對不少人影響很大。如此，就需要很好地調整自己的角色。

我們在腫瘤臨床中，常看到有些人是官員出身，常對自己生的病或者診療中的無奈耿耿於懷，無法接受。原是門庭若市，現則門可羅雀，常有嚴重的失落感。有些人則因為生了病，離開了原來重要的、可呼風喚雨的職位，也常會滋生諸多不滿。這些，都必須自我作出調整。

有研究證實，在日本，很多上了年齡的男子，因為忍受不了退休後無事可做，結果走上自殺之路。

我們的觀察證實，很多人退休後，特別是原先有地位的官員或各領域重要人物，退休後兩三年內患上病（特別是癌症）的機率很高，這就和自我角色調整不當有關。

須知，「退，即是進；予，即是得」，下山也許會更快樂！

此外，有些以前是一家之主，什麼都要他說了算。生病後，變成了被照顧的對象，但他仍會以趾高氣揚的姿態指使別人，短期尚無大礙；久而久之，就會滋生很多麻煩，因為「久病床前無孝子」，特別是你還如此張揚，別人憑什麼低三下四地一直伺候你呢?患者也會因此徒生困惑，此與疾病康復無益。須知，再精彩的劇碼，也有謝幕之際；再輝煌的人生，也有退場之時。因此，坦然接受角色巨變，學會聽他人的話，並無不妥……少發號令，豈不更是省心，心更易於寧靜、安頓！

臨床上，許多亞健康者或者疾病患者，仍舊孜孜不倦，這也要管，那也要做，操持不已。有些則是家庭主婦，生病前支撐著一個家，生病後還想繼續操持。我們見過很多這種類型的中老年婦女患者，總是無法從過去的生活角色中走出，她們中很多人病情很難控制，往往就由於操持過度。對此，筆者喜歡戲說：我治得了腫瘤這個病，治不了勞碌這種命。

這種情況就糟糕了。對此，要動員家屬一起幫助解決。

總之，亞健康者或慢性病患者須注意調整好自己的角色。不管以前是從事政治的，主持工作的，一家之主的，在家說了算了，現在都應該轉向以養生為主，應該勇於承認自己窘迫的現狀，做現在自己身體和心理狀況允許做的「角色」，且要善於做好幾個轉變：

一是從過去健康者的角色，向亞健康及慢性病患者角色的轉化。

二是從過去的「向前衝」為重點向「養生」為中心轉變。

三是從過去往往「計算」性急，到善於「妥協」、生活節奏放慢轉變。尤其上了年紀的人，由於受過去傳統觀念的影響，做什麼事情都是拚命三郎，現在各方面都已經不容許，或者沒有必要了，有害無益了。

因此，善於做好自我角色轉變，這一點對所有的人都非常重要。

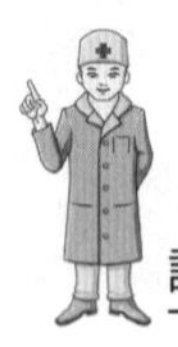

下得了山，更是英雄！

筆者有個老患者，二十世紀末時任某化工集團的總工程師，享受高級的待遇，七十多歲時因為小便淋漓查出了前列腺癌，然後用中西醫結合方法控制，效果相當不錯。他身體很好，平時也經常活動，因為患了前列腺癌，上級安排他從第一線上退了下來。他在我這治療很長時間後，我們建立了比較深厚的感情。有一天，病人較少的時候他就跟我聊開了。他跟我說：「唉，我就像古書裡說的『飛鳥盡，良弓藏』，我被他們給擠掉了！新提拔了一個五十多歲的總工程師，我現在沒什麼事情可做，但我精神很好，還可以做很多事情……」當時，我跟他說，你已經七十多歲了，要發揮餘熱當然可以，人總有上山和下山的時候，人生就是一個不斷得到又不斷失去的過程，你須面對現實……他又唉聲歎氣地說，「我孩子還小，現在孩子買房子也很困難，原來我還可以補貼補貼他……」筆者開導他：「你忙了一輩子，整整工作五十年了，你有沒有閑下來的想法，把河山美景好好欣賞欣賞？其實，你該放開手腳讓孩子們去拚搏，你的父母也沒有給你留什麼東西……有句古話，叫『下得山的更是英雄』！你現在除了工作外，總有退下來的時候，公司現在對你非常照顧，已經安排得很好了……」那天我告訴他，儘管你現在薪水看上去很多，但幾年後又值多少呢？還是該讓子女自己去奮鬥吧！

也許，筆者的開導有了作用，也許是他自己想開了，兩三天後他來告訴筆者，「教授，我要離開一段時間，我要旅遊去了。」此後，他優哉遊哉活到今天，十多年過去了，現在他來看病的時候少了。但是，至少他的生活充實得多了。因此，退一步，未嘗不是英雄。

在日本很多高階主管退休後選擇了自殺，其實就是只講求上山，不推崇下山，是錯誤文化誤導之惡果。

學會與自己講和

安頓好自己的「心」，有一個重要環節：就是「學會與自己講和」。

莫里教授在臨終前反覆強調：要學會「跟自己和解，跟你周圍的人和解！」他認為：「學會講和」不僅僅展現了智慧、包容，而且也是生命的本來意義之一！何況，「講和不是向平庸倒退，而是一種至高的境界。」

其實，我們認為：所謂「講和」，就展現了一種「和諧」精神，一種講究適應與調適的生活智慧與境界。善於講和者，心就容易平靜安寧，容易安頓好。

學會講和，首先涉及與自己講和！前面所討論的「下得山的更是英雄」「學會調

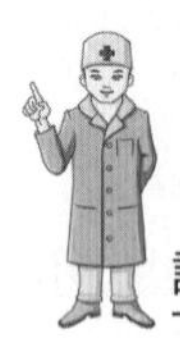

整好自己的角色」等，都是關乎與自己講和的！其最核心的是理解生命的真正意義所在，以及自己的真正需求、自己的真正價值所在！

筆者在年輕時也是個拚命三郎，也是個什麼都努力追求最好，什麼都不願意放棄的人。所以，在人才輩出的環境裡，三十二歲能夠成為勞動模範，八十年代末，四十歲不到能夠連續兩次破格提升為教授。然而，到了四十，發現很多健康問題，自己開始反思了：當醫生的，首先應該注意自己健康，覺得應該善於同自己講和了！很多追求應該有所放棄了！只關注自己特別感興趣的，自認為最有意義的了……這一放棄反而得到了更多，很好地展現了自身價值；而生活節奏放慢後，效率反而有所提高了；再者，原來潛在的健康危害或者沒再發展，或者有所緩解了。看來，講和，也就是學會退一步，其實，往往有助於更扎實地前進。和諧的最高境界就是必要的時候學會「妥協」，而妥協也就是「講和」的一種方式，這裡，富含著生活智慧及哲理。

學會與生活講和

其次，是要學會與生活講和。我們後面討論的舍與得之辯證法，放慢生活節奏等，其實都涉及與生活講和。

莫里教授認為：「什麼是人生最困難的事情？——與生活講和！」

的確如此，很多人沒有意識到這一點，總是孜孜不倦地追求著許多虛無縹緲的身外之物，樂此不疲，不僅僅虛度光陰，而且，不斷透支著生命與健康，至死不悔，殊是可悲！

十多年前，有位女中醫師，她媽生肺癌了，由於年事已高，無法手術和化放療。為此，開始了中醫藥治療，三～五年間，母親的病情穩定。期間，筆者注意到她每次帶媽來看病時，有一個奇怪現象，總戴著口罩和塑膠手套，而且，提CT片的那個手也同樣戴著手套。有一次我問她為什麼？她答曰「手裂了」。其實，筆者心裡明白，她說的是假話，因為不可能每次都手裂了。而且，她從來不坐診室的凳子，不碰診室的桌子，筆者心裡非常明白：她是個有潔癖的人。

筆者當時就隱晦地告訴她：特別愛乾淨，這是習慣。但過分了不太好。她點了點頭，沒有當回事。筆者私下與助手說，她很危險，是一些疾病的高危險群，早晚會出問題。結果，一語成讖，二〇〇九年來求診時，她母親好好的，她卻哭哭啼啼告訴我，好倒楣……近期查出了乳癌……然後，過了一年多，乳癌還沒有完全控制住，肺部又出現結節，而且，判斷是原發的，後來確定是肺泡癌。她百思不得其解，請教我說：「教授，我是非常講究衛生的一個人，我的生活習慣很好，什麼都要洗得乾乾淨淨才吃；污染的東西、外面的東西從來不吃，髒東西也從來不碰。醫院上臨床只有我

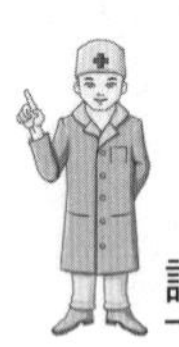

一個人始終戴著口罩，洗手也是我最勤快……為什麼偏偏是我生了癌症？惹得全院上下都笑話我！更可惡的是我居然會生兩種癌？而且，先後只隔了兩年。」

筆者笑了笑，告訴她：「不瞞你說，我預料到你會生病，且曾委婉地提醒過你。可惜，你沒有聽進去。不信，你問問徐主任（我的助手）」。筆者繼續說：「你有一個習慣，看上去很好，其實很可怕，說你有潔癖，也許有點過了，你不一定樂意。但你的確特別愛乾淨，愛乾淨有點過頭了。如此，往往是生活在自己給自己施加壓力的過程中。你有癌症家族史，母親患癌又使你陷入焦躁狀態，這些促使你長期處在高危狀態，以致發病。」其實，她就是不善於與生活講和，自我要求太高，以至於自己長期處於慢性應激狀態。

因此，對於這些群體來說，學會善於與生活講和，標準及要求放寬點，也許是保健及長壽的不二法則！說句極端的話：百歲老人中，幾乎沒有這類要求高到頂點，不善於與自我及生活講和者！

學會與他人講和

顯然，講和更涉及與他人的講和。莫里教授強調：「人的一生，既要學會原諒自己，也要學會原諒他人。」很有哲理。他指出：「人與人的關係是沒有固定公式的。

它需要雙方用愛心去促成，給予雙方以空間，瞭解彼此的願望和需求，瞭解彼此能做些什麼，以及各自不同的生活。」這時候，就需要「學會與他人講和」！且善於與他人講和的人，一般心態更容易平靜，很容易安定好自己的心，也更容易在社會生活中遊刃有餘，取得健康、長壽。其實，先秦的大賢荀子早就說了：「君子賢而能容罷，知而能容愚，博而能容淺，粹而能容雜。」

臨床上很多人，生了病後還是不善於講和，依舊陷於舊的生活方式中，走不出來。不久前，接診一位病人，女兒陪她來門診，她先是生了胃癌，不久又生了乳癌，這次因為新發現甲狀腺癌而求診。她的工作並不繁重，但發現她在看病過程中，還不斷地在關照女兒該怎麼帶好外孫……說她女兒不管什麼事情都做不好，然後述說自己這一輩子很累、很苦，什麼都要管，什麼都必須親自來，不然就不行！我當時開玩笑地說：你自己想一想，離了你，這個地球還轉不轉？沒了你，你的女兒就沒法生活下去了？你的母親也是這樣對你的嗎？

她笑了笑，說她現在做不到，事無巨細，她都放不開，她們做的她都不放心。

筆者就直截了當，告訴她：你為什麼會接二連三地被癌症盯上，就是因為你不願意「講和」，講和，不僅是種氣度及智慧，更是種藥物，有助於你健康。你缺的不是藥物，而是要學會安頓好心，安頓好心，就需要從學會「講和」開始。她笑了笑，

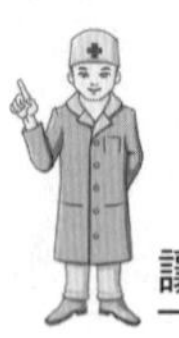

說：「道理我懂了，希望我以後能夠做到。」

茶杯的故事

筆者有個乳癌病人，是財務科長。診療多年，已經很熟悉，經常談一些深入的話題。幾年前的一天，她告訴筆者：她總跟老公吵架。我問為什麼吵架？她說，有時就為了點雞毛蒜皮的事。比如，因為老公茶杯總是亂放，想怎麼放就怎麼放。多年來，我一直跟他說：做什麼都要有條理，要講規矩。杯子就應該放在這裡！但他每次口頭答應得很好，一轉身，就隨意亂放。昨天一回家，看到杯子亂放了，我火了！就跟他吵了一架，我們經常為這種雞毛蒜皮的事情吵架。所以我活得很累！

筆者當時就在想：這是一個典型的完美主義者。

筆者試著再問，你是不是跟兒子關係也不好？她說，對呀，兒子也老讓我生氣，事事好像跟我過不去，有意拗著我。

這一下，筆者明白了她為什麼會被癌症盯上。筆者相信她跟員工的關係也不會寬鬆。因為她自我制定了一條非常嚴格的標準。按這條標準循規蹈矩地執行著，並且要求別人也如此。

筆者接著問她：杯子放在這，或者放那，真的有那麼重要嗎？

她說：是的，什麼東西都要有規矩，規矩要從小做起，小事情展現著大的問題。

筆者說：杯子如果放這不行，那你幫助再放回去，不就是了嗎？多簡單！

她說：不是這樣說的！我是做財務的，我小數點點錯一位，可以嗎？重新再點，那很可能就犯錯誤了！

筆者說：放杯子和你的財務做帳的小數點是一回事嗎？

她說：該從平時的一點小事做起，小事也都做得很好，才能形成這個習慣。我對兒子要求也是這樣，我這樣有錯嗎？

筆者說：錯了！其實，杯子就是杯子；小數點是小數點。兩者性質不同，不可等同。你在工作中追求完美是不錯的，但把這個追求完美泛化到生活的各個方面，第一，這是做不到的！第二，也沒有這個必要！第三，這樣做，誰受得了？第四，會導致各個方面關係緊張，久而久之，還會加速你的病理過程，因為你太過完美，過於透支自己了。

跟孩子的事，相信也一樣，你肯定給孩子提出了許多要求，這些要求在你看來，都是天經地義的，但孩子卻不然，很可能不接受，陽奉陰違，他有他自己頭頂上的藍天，因此，你就會感到他老是違拗你，你一定常指責他，你們的關係就不會和諧，這些，既是促使你生病的緣由，也妨礙著你的順利康復。你任何事情都要追求完美，都

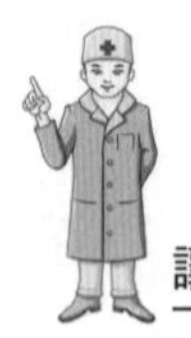

要做得最好，都要做得盡善盡美，你累不累？

她說，是的，我的確活得很累。

筆者接著告訴她：為什麼不試試學會「講和」，學會妥協呢？其實，和諧的核心，就是必要的妥協。

自那以後，她改得好多了。她說：現在，家裡有時候掃把橫的倒在地上，我看看也就算了，犯不著為此生氣了。以前，一定是一場口水大戰！現在感到，人活得輕鬆些了，身體好些了，家庭關係順多了，因此，病也穩定了。

學會講和，就是學會妥協，學會退一步，俗話說：退一步，海闊天空。

四、悟出捨得之道：安心之要

> 降低一份欲望，得到一份幸福！
>
> ——《有一種智慧叫捨得》

中國文化一直宣導做人需懂得捨與得、付出與接受之辯證法。

美國莫里教授的一段話，讓筆者很有感受，他說：「給予他人，能使我感到自己還活著。汽車和房子不能給你這種感覺，鏡子裡照出的模樣也不能給你這種感覺。只有當我奉獻出了時間，當我使那些悲傷的人重又露出笑顏，我才感到我仍像以前一樣健康。」其實，這就是他對中國文化所說的捨與得、付出與接受之辯證法的美國版的闡發。可見，捨與得之道，是普世的價值觀。

在長期從事健康呵護及癌症等疾病的防治過程中，我們悟出一個真理：參透捨得之道，懂得付出與接受之辯證法，是安頓好心，守住心身健康的關鍵。

幫助別人，成就自己

臨床求診者很多，有時候，接連幾天，從早到晚，不可能不累，甚至最晚時，從上午八點左右開始，筆者的門診一直到子夜前後才結束。門診結束後，大都心身俱疲，食欲全無，說話都沒有興趣了，但看到很多患者及家屬因為得到良好治療，病情有所緩解、好轉，甚或臨床痊癒，喜悅及收穫是無法用其他有形尺度衡量的，那就是活著與付出的最大價值所在。

程教授是位肺癌轉移的患者，無法手術，沒有進行化療、未用標靶藥物，一直在我處治療，並局部配合伽馬刀，已經六年多了，一切皆好。來來往往，筆者與他早已成為知己好友。他前一段時間仍在主持大的編撰工程。就在筆者寫下這段文字之時，

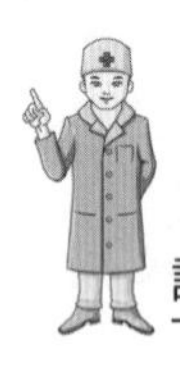

收到了他發自聖誕夜的賀卡：「裕民賢弟：前年此時，發一賀卡，並言嗣後歲歲履約。其意首在衷心賀節，亦藉以自勵心志！君以一人智，一人勞，換來萬人安逸，萬家安寧。古云：立法立功立言，集三不朽於一身，功莫大焉！紙短情長，盡在於斯！並報安康，幸勿遠念……」其實，當時筆者是看了一天的門診，要說不疲勞是假話，但寫作中看到這段話，一切疲乏煙消雲散。

不是嗎？捨與得，付出與接受，本身就是一體的，這就是作為醫生活著的真正意義所在！鑒於這樣的認識，筆者多年來一直信奉「幫助別人，成就自己」的生活信念，並從十年前起就把它列為筆者團隊的工作座右銘。

超越死亡：恩寵與勇氣

自傳體的著名著作《超越死亡：恩寵與勇氣》一書中同樣展現了這麼一種精神。該書真實記載的故事非常感人：美麗、活潑、聰慧的女子崔雅，在三十六歲時邂逅了書的作者肯．威爾伯，彼此一見鍾情，於是喜結良緣。然而，就在婚禮前夕，崔雅卻發現自己患了乳癌，於是，浪漫而美好的姻緣，卻引發出了兩人共同挑戰病魔的故事。他們煎熬著，共同度過五年時間，最終因腫瘤惡化，崔雅不治身亡。在這五年的艱難歲月裡，夫妻各有各的痛苦和恐懼，也各有各的付出；而相互的傷害、痛恨、怨懟，借由靜修與修行在相互的超越中消融，並且昇華到慈悲與智慧！倆人之間，充滿了施愛於對方，並接受對方的愛……在這個過程中，病者的身體雖受盡折磨，而心卻能自在、愉悅、充滿生命力，甚至有餘力慈悲地回饋，享受了真正的、有意義的人生。而且，後人認為：此書所記載的，無論是作為病人與照顧者的指南，抑或作為一則動人的愛情佳話，或者作為對世界偉大的智慧傳統的理解，對生命意義的思考，對死亡與瀕死的檢視，以及對靈性發展意義的研究，他們的這段經歷都是極為成功的。其間抗癌的坎坷曲折經歷，展現了兩個核心：施愛與接受愛，被接受，就是「恩寵」；接受，則是「勇氣」，恩寵與勇氣，有深意在焉。生命之所以值得，而人之所以高貴，都在恩寵與勇氣之中。

就像著名學者南方朔在該書代序中所言：他的心裡一直縈繞著崔雅所說的那句話：「痛苦不是懲罰，死亡不是失敗，活著也不是一項獎賞！」其實，由於懂得了施愛並接受對方的愛，因此，崔雅與威爾伯享受了真正的人生，獲得了真實的生活需求，並影響了全世界。

捨得：是美德，也是生活智慧

其實，東方文化有著深厚的、講究捨與得辯證關係的傳統與美德，這不僅僅有助

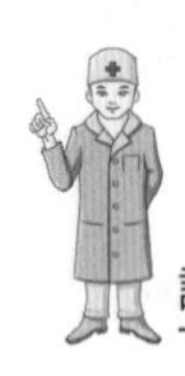

於安頓好普通大眾的心，幫助穩定心身功能，從而有利於康健及增壽，且更助於體驗生活的真正旨趣，活出生活的意義來。鑒於此，有人則把它提升到生活智慧的層面。

最近有一本《有一種智慧叫捨得》的書，走紅書市。書中提到：「捨得，是一種豁達。捨得，對心境是一種放鬆，對心境是一種滋潤！它驅散了烏雲，清掃了心房。有了它，人生才能有從容坦然的心境，生活才會陽光燦爛……」

筆者對此深表贊同。

誠如該書作者所說：「人生有得就有失，得就是失，失就是得！所以，人生最高的境界應該是無得無失。但人們都是患得患失，未得患失，既得患失，明智的做法是要學會捨得。捨得是一種境界，大棄大得，小棄小得，不棄不得。」正是因為過分地患得患失，所以，今天的人活得累，活得不健康，活出了心身失調，乃至生了各種疾病。

鞋與傘的哲理

有個故事很值得與大家分享：一個老太太，有兩個兒子，一個兒子是賣鞋的，另一個兒子是賣傘的。老太太老是患得患失，身體不好。她一看到天陰了，就時時在想：我那個賣鞋子的兒子可怎麼辦呢？今天生意肯定不好……一看到天晴了，她又在想：我那個賣傘的兒子怎麼辦？他今天生意肯定不好，日子可怎麼過。因此，她天天處在焦慮之中，身體狀況越來越差。有人給她推薦了一位智者，智者對她說：「其實，你換過來想一下，一看到天晴，就想：我賣鞋的兒子今天生意肯定很好！一看到天陰了，就想：我賣傘的兒子今天生意肯定不錯。那你不是天天開心嗎？」老太太破涕為笑了。

塞翁失馬，焉知非福，世界不正是這樣嗎，同樣的事情，就看你怎麼去解讀了，怎麼去理解了。這個世界對大家都是一樣的，為什麼有的人很快樂，有的人很不快樂呢?有的人一生健康，活到天壽；有的人一直愁眉苦臉，不斷被病魔或厄運盯上。也許原因很多，但其中一定有一個問題很關鍵，這就是在於你用什麼眼光去看待這個世界。俗語說：晴天自有豔陽照，雨天自有雨中情。比爾．蓋茨大學不讀，成就了自己的億萬富豪；某些官員一路青雲直上，直沖雲霄，到頭來，身陷囹圄，身敗名裂；更多人平平淡淡，一生無奇，卻過得快樂自足。

心神不寧，煩惱不斷，往往就在於你過分執著，患得患失，有著過多不必要的求索與思考。

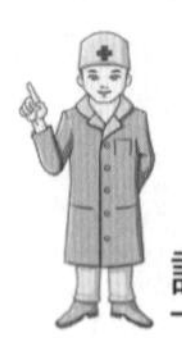

降低欲望，得到幸福

《有一種智慧叫捨得》書中的一些思想很精闢：「捨得之間，諳透人生真諦，成就智慧人生。」「捨得貪婪，高枕無憂；捨得名利，樂得清靜；捨得一切非分之想，腳踏實地做人。」這樣更守住了健康，享盡了天年，多好啊！

他如，「得而有所捨，是智慧之心」「捨棄一己之利，利人亦利己」「患得者得不到，患失者必失去」「學會選擇，懂得捨棄」「捨得名，放得下才能拿得起」「若能一切隨他去，便是世間自在人」「降低一份欲望，得到一份幸福」「太過於欣賞自己的人，永遠看不清自己」「捨棄虛榮，贏得尊重」「捨棄虛偽的謙遜」「不為名累，寵辱不驚」「輸得起才能贏得起」「貪欲是隱形『殺手』」「不要為打翻了牛奶而哭泣」「吝嗇的人，別人對他也會吝嗇；你怎麼看社會，社會也怎麼看你」「不因得到和失去而或喜或悲」「讓步為高，寬人是福」「肯捨得才能有獲得」「咽下一口氣，問題自然解決」「遺忘是一把斬斷壞心緒的利器」「沒有欲望，就沒有煩惱」「煩心瑣事皆拋開，找回迷失的自我」「過去不代表現在或未來」「自我憐憫不解決任何問題」「記住該記住的，忘記該忘記的」「表面的弱者是真正的強者」「為了不『折』，彎一下腰又何妨；能夠把自己壓得低低的，才是真正的尊貴」。

作者還歸納認為：「人間有三苦，一苦是你得不到，所以你痛苦；二苦是你付出了許多代價，得到了，卻不過如此，所以你覺得痛苦；三苦是你輕易放棄，後來卻發現，原來它在你生命中是那麼的重要，所以你覺得痛苦。」

「百年的人生，也不過就是一捨一得的重複」「人生就是一個不斷獲得又不斷失去的過程。」

索性放棄，反而得到

捨與得，展現著辯證關係。有時，索性放棄了，反能得到了，下面這個真實的故事就說明了這一道理。

一位工程師五十多歲時確診為胰臟癌，做了手術。由於她是高級主管，所以住入了個人病房。術後，她自己得到的正面消息是手術很「成功」。但她無意中聽到兩個護士議論她的病情，獲悉原來自己的手術不算「成功」，留有不少遺憾。護士在議論時說了，主治醫師的意見，她的胰臟癌屬於某種特殊類型的，如果某個指標（也許是CA199、也許是AFP）倘若進一步上升的話，某醫生確定她的壽限只有三～六個月。

而她在手術後第一次檢查時，這個指標的確不正常。

她是個有知識有修養的人，知道這個消息後似乎明白了自己病情的真實情況。於

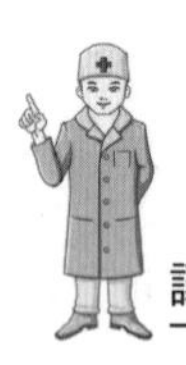

是，表面上她無動於衷，內心開始非常焦慮，時刻關注這個指標。本來，醫師要求每半個月檢查一次，她則要求醫生每五天給她查一次。連查幾次後，指標只見上升，不見下降，她一語不發，可是心中在想「我這次肯定在劫難逃了！與其這樣被消耗折磨而死，不如好好規劃，以什麼體面的方法結束生命吧！」因為她是個公眾人物，不想死得很慘，破壞自己在民眾心中留下的良好形象。苦思冥想，她想到用服安眠藥的方式了結自己，既無痛苦，又不毀容，也不至於造成太大的社會影響。她從其他管道瞭解到，安眠藥要至少一二〇片才可以成功致死，為了更加保險，她則把自己致死量調高到一五〇片。她開始和醫生提出自己睡眠不好，要求用安眠藥。醫生開始只給她一天兩片，因為對腫瘤患者一般醫院都會控制安眠藥的使用量。但是，她一算，這樣至少要兩個半月才能湊齊。她想，到那時候，自己狀況已經很不好，儀容皆損，因此，需加快進程，她不露聲色地反覆哀求醫師，總算增加到了每天三片。她在算，我五十天處理完該處理的事，藥片累積得也差不多了，就自我了斷了。

正因為把問題想明白了，所以，接下來一段時間她也不再關心那個指標了，甚至主動放棄了檢查。住在醫院裡，她只是想「我要讓最後一段時間活得光鮮一點，也給公眾留個好印象！」所以，像以前一樣，她開始講究打扮了，想吃什麼就吃什麼了，並努力與所有老朋友打電話，請同學聚會，同學及朋友們都感到納悶，以前找她很難，現在她主動找我們，而且，談笑風生，心情很好。其實，她在為自己的死亡做安排。這些天，她了卻所有的事宜後，過得很快樂（至少表面上），所有的人都發現她連脾氣都改了，她的體重原來直線下降，現在開始上升了，臉頰也紅潤了……可以說一切都很好。

然而，到兩個月時，她的安眠藥也正好累積到一五〇片了，這時，她感到自己最近身體沒有不舒服，反而越來越好，不妨做次檢查再決定吧！檢查結果讓她大吃一驚，所有的指標都正常了，沒有任何異常，電腦斷層檢查也顯示，康復得不錯。這時候，她再也不想自我了斷了，自己找了一個沒有人的地方，痛哭了一場，然後開始找到筆者，要求加強中醫藥治療（原先，她接觸過筆者，但不願意接受中醫藥，曾說：反正就是這麼回事，何必再吃又苦又澀的中藥呢）。調理一、兩年後，有一次，她給筆者講了這麼一段她深埋於心的坎坷故事。

生命本身就充滿了很多偶然性。也許，最初，正是因為她聽到了這個壞消息，故天天煩惱於指標的降與升，活與死之間，所以，開始的十天半個月，她體重下降，指標往上走，各方面都似乎越來越差；後來，索性拋棄了一切雜念（儘管是以消極的、準備自我了斷的方式），但畢竟從無窮的煩惱中義無反顧地走了出來；不再糾纏於得失後，反倒獲得了解脫，最終收穫了意想不到的效果。如果她當時不破釜沉舟，仍煩

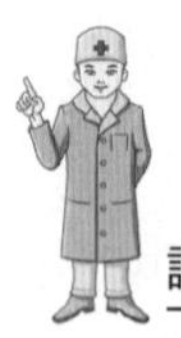

惱於指標高低，也許她今天已經不在世上了。

健康：不是擁有得多，而是計較得少

《捨得》一書還指出：「我們都是凡夫俗子，有著太多的欲望，對金錢，對名利，對情感。這沒什麼不好，欲望本來就是人的本性，也是推動社會進步的一種重要力量。但是，欲望又是一頭難以駕馭的猛獸，它常常使我們對人生的捨與得難以把握，不是不及，便是過之，於是便產生了太多、太多的悲劇。」

早在金元時期，名醫朱丹溪的「相火」理論就揭示了類似的道理。朱丹溪在他的《格致餘論》中說，現實生活中各種誘惑太多了，人非鐵漢，很難不動心，往往會被各種誘惑所迷惑，然後產生各種各樣的欲望與衝動；而各種欲望與衝動都伴隨著生理動員及相應的內在機能波動，需要消耗元氣。因此，他把人體中各種本能性的欲望和衝動稱之為「相火」，他認為人沒有「相火」不行，缺乏「相火」會沒了動力和活力；但是「相火」太旺，人又常常會缺乏自制能力，欲求和衝動過甚常會導致很多病變。他解釋認為：相火旺了會損傷元氣，元氣就是正常生理功能的基礎。認為很多病就是因為「相火」太旺，所以他有一句名言：「相火為元氣之賊」，相火與元氣不兩立，並提出養生要學會制約自我過多的欲求與衝動。比之當時（幾百年前的金元時期），更是因為當下世界太精彩，現實中誘惑太多，每每導致人們欲求和衝動過度，超出了人所能夠承受的正常生理限度，久而久之，則發展成種種失常或病態。今天世界上的很多病，或者說不少人患病，這就是原因之一。

就本質而言，筆者相信這一點：「一個人的快樂，並不是他所擁有的多，而是他計較的少。多是負擔，是另一種失去；少非不足，是另一種有餘。捨棄也許不一定是失去，而是另一種更寬闊的擁有……」這時，你也許不僅僅擁有快樂，而且，更利於守住健康！因為健康並不是你擁有得「多」，而是你計較得「少」。

滲透傳統的健康智慧

其實，它也與佛教及老莊之學的精神相通。

如佛學認為：捨就是得，得就是捨，如同色即是空，空即是色一樣。

道家認為，捨就是無為，得就是有為，「無為而無不為。」

《內經》所言：「恬淡虛無，真氣從之。」「精神內守，病安從來。」則是從健康角度立論的。懂得捨與得以後，就能夠做到恬淡虛無，精神內守；而如此又促進了心身安寧，真氣從之，全身機能良好，病又怎麼會發生發展呢？

可見，古人早已悟透了這個道理。

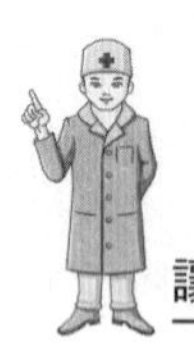

這些，都充滿了東方的生存智慧，也是東方人保健延年，或者說是養生立命的重要原則！更是亞健康及慢性疾病患者調整心態、走向康復的出發點。

它也契合今天所宣導的「和諧」精神。

筆者認為，「和諧」在健康領域也可以理解為學會「妥協」，首先是要和自己妥協。要學會必要的讓步及妥協，學會適當的放棄，放棄就是種「捨」。可以說，當放棄了對某些利益的追求，就能獲得健康方面的收穫。

學會付出與接受

「捨」與「得」的最高境界，實際上強調的是需要學會「付出」，並善於「接受」，首先要學會的是給予關愛，做出奉獻。

美國教授莫里說得好：「人生最重要的是學會如何施愛於人，並去接受愛。」「愛是唯一的理性行為。」這是他認定的生活的真正意義所在，這也是他的著作與思想能在世界範圍內引起廣泛共鳴的核心。

筆者認為，這的確點出了生命一個重要方面的本質意義。

其實，每個人都希望得到關愛。就像莫里教授所言：「人們都需要意識到他們的存在價值。」「這些人都渴望得到愛，但又得不到，於是就接受了這些替代品（指上述的異化為物質追求的各種表現）。他們樂於接受物質的東西，期望能得到類似於擁抱的感情回報，但這是行不通的！」「你無法用物質的東西去替代愛、善良、溫柔或朋友間的友情！」「最需要這份溫情時，金錢或權力都無法給予你這份感情，不管你擁有多少財富或權勢。」「錢無法替代溫情，權力也無法替代溫情！」

筆者早在《現代中醫腫瘤學》中，就明確提出：臨床上，夫妻雙方凡一方生病，另一方始終不渝，每次陪伴來看病的，康復效果就是好。而這相互陪伴，本身就展現出雙方的相互付出與接受，展現出一種溫情與關愛。它的保健功效，或者說對心靈的呵護作用，是藥物無法企及的！

不行春風，焉得秋雨？

莫里還指出：「在生命的起點，當我們還是嬰兒時，我們需要別人活著，在生命的終點，當你像我現在這樣（重病）時，你也需要別人活著！」「有個祕密：在生命的中途，我們同樣需要別人活著。」因為人人都希望得到別人的關愛，都希望得到各方面的情感支持。

但人們往往吝嗇於付出，只是渴求得到，這可能嗎？

殊不知，世界存在著基本的補償機制：我們獲取多少，就需要補償多少。

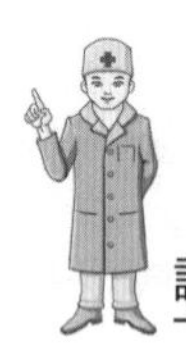

因此，與其在各個方面（特別是感情世界）被動地補償，不如主動地付出，首先需要學會「付出」，然後才是「接受」，所以，莫里教授睿智地提出：「真正使你感到滿足的，是給予他人你應該給予的東西。」「給予他人能使我感到自己還活著。」「唯有（如此）一顆坦誠的心方能使你悠然地面對整個社會。」

莫里還強調：「愛是讓你像關心自己一樣去關心別人。」不管付出的形式如何，「只要你做的是發自內的，你（做）過後就不會感到失望，不會感到妒忌，也不會計較別人的回報。」

講到這裡，筆者想起了幾年前在公車上聽到兩個女孩對話，並引起了反思：一對女孩坐在我的前坐，她們在滔滔不絕地聊天。一個女孩很年輕，另一個稍微年長一點，年長的女孩已經結婚了，她們可能是結伴回家過年。兩人聊天聲音很響，旁若無人。先是年長的女孩抱怨：她的婆婆怎麼怎麼不好……不幫忙帶孩子啦，怎麼向她老公要錢啦……從頭到尾，一直在數落她的婆婆。旁邊的小女孩看上去最多十七、八歲，而且患有小兒麻痹症，開始時她一直沒有出聲。過一會兒，年長的女孩又開始抱怨她弟媳，怎麼怎麼不好，常常跟她媽媽吵架，如何不懂得善待她媽……這時，年輕的小女孩說了：「你對你婆婆這樣不好，婆婆也是你丈夫的媽，你不尊重婆婆，那你哪有權利要求你的弟媳來尊重你媽呢？」年長女孩還在狡辯說：她婆婆怎麼與別人不一樣，不好；她媽怎麼好……但年輕的女孩堅定地說：「人心都是一樣的！」「如果是我的話，我首先要對我婆婆好！那既是我的本分，也是做樣子給我弟媳看。你自己都不善待你婆婆，你又有什麼權利要求你弟媳善待她的婆婆（你的媽），你沒有資格說你弟媳不好。」

這時，車上前排乘客刷的一下，都回過頭來，用驚訝的眼神看著這個小女孩，看得出，透出了贊許的目光。也許，大家都在說她說得對了，我坐在後排，也朝她背影投去了一個敬佩眼神和肯定地點頭。

不行春風，焉得秋雨？你不付出，你自己這樣對待你的婆婆，你有什麼權利要求別人？聽話的內容，明顯感到年長的女孩情緒不好，滿是牢騷，相信她的心靈不可能健康，而這不健康完全是因為只想索取，不想付出所致。

其實，你怎麼對待別人，別人就怎麼對待你，這是一個等式。在其他方面也一樣。所以，正如莫里所說：「如果你不尊重對方，你們的關係就會有麻煩；如果你不懂怎樣妥協，你們的關係就會有麻煩；如果你們彼此不能開誠佈公地交流，你們的關係就會有麻煩；如果你們沒有共同的價值觀，你們同樣會有麻煩。你們必須有相同的價值觀。」

談到付出與接受，莫里的一個觀點也很有啟發——他強調：要學會接受所有的感

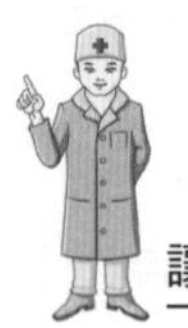

情——對女人的愛戀，對親人的悲傷，或像我所經歷的：由致命的疾病而引起的恐懼和痛苦。如果你逃避這些感情——不讓自己去感受、經歷——你就永遠超脫不了，因為你始終心存恐懼。你害怕痛苦，害怕悲傷，害怕愛必須承受的感情傷害。

總之，懂得捨與得、付出與接受，才能真正讓自我的心寧靜下來，安頓好，也才能夠討論心身康健問題、生活的品質與趣味等問題。

半杯水的不同世界

筆者有個助手叫張淑芹，是隨筆者出診多年的醫師。有一次，在門診中聽筆者在與病患溝通時，有感而發，寫了篇文章，題目是《「半杯水」的故事》。頗有深意，故借來一用，以饗讀者。

當你面前有半杯水時，你是在想：「太好了，我還有半杯水呢！」還是在想：「哎，我怎麼只有半杯水了？」

這次看診，就有一位患者一直在鑽牛角尖：我平時習慣都很好，怎麼偏偏得了這種病？我前些天一隻眼睛怎麼就突然看不見了，另一隻眼睛的視力也急劇下降，我以後不會什麼都看不見吧，我的各項指標最近一直升高了！我一直在研究自己是怎麼得了這種病的……各種問題、抱怨不停，聽得我們也揪心。

筆者就給她講了「半杯水理論」。她恍然大悟，並表示儘量改，還一直感謝教授解開了她心中一個大疙瘩。

這名患者的性格一絲不茍，並且是位教師，有一定的文化水平，多年養成的認真，一絲不茍，打破砂鍋問到底的性格，很難改變。但從她開始的愁眉苦臉，滿腹埋怨，到聽了半杯水理論後，臉上露出微笑、恍然大悟的表情，並下了徹底改變的決心，可以看出她真誠地感謝教授給她指點了迷津。知足常樂，希望她能真正改變，真正體會其中的真諦！

同樣的半杯水，有的人看到的是缺少的那一半；有的人看到的則是擁有的那一半，快樂的關鍵是要看到擁有的那一半，總想著擁有的那一半。對於我們的人生，只看到缺少的那一半，就是在扼殺快樂，就是在自己折磨自己，其實，只要我們能真正體會這一故事的智慧，我們的生活就會變得無限美好。

無論何時，無論何事，我們總能找到擁有的，我們總能得到滿足。記住，能左右我們心情的並不是環境，而是我們的心境！能決定我們是否幸福的不是外界，而是我們的內心。

一句老話：這個世界，就是你眼裡的世界，你怎麼看世界，世界就是怎麼樣的。

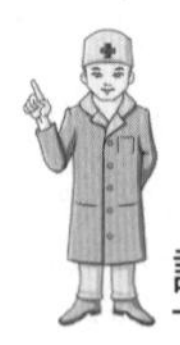

五、規避劣性應激的「垃圾車法則」

我從來不拿自己折磨別人，你也沒有必要拿別人折磨自己！

——金正昆

「垃圾」刺激，無所不在

現實社會中，「樹欲靜而風不止」，任何人都可能莫名其妙地被激惹，被冤枉，或者平白無故地受到某種劣性刺激，受到不公待遇，遭遇打擊。怎麼辦？此時，可遵循「垃圾車法則」。

大衛．波萊是美國頗有影響的心理學家。他的《無垃圾車誓言》已譯成五十種語言，一百多個國家的人們閱讀它。為什麼受歡迎：因為有用！

大衛．波萊在書中介紹了多年前在紐約坐計程車的經歷及受到的啟發：計程車司機好好開車時，突然橫向裡衝出一輛車，差點把他們撞了。但對方司機還破口大罵，進行挑釁與示威。書中描寫的事情是這樣的：

那日，我跳進一輛計程車，想去紐約中央車站。開始，一切都好好的，車子安全正常地行駛在右側車道，突然，一輛黑色轎車冷不丁從旁邊停車場衝出來，橫在我們正前方，計程車司機猛踩剎車，車子側滑出去，輪胎與地面發出尖銳的摩擦聲，好不容易才停下來。當我反應過來時，計程車與黑色轎車後備廂僅一寸之隔，好險。

我嚇傻了，但是，更令人吃驚的是，明明是黑色轎車的司機差一點釀成重大車禍，可他卻探出腦袋，朝著我們破口大罵。甚至豎起中指，向我們示威。

計程車司機竟然微微一笑，朝那個傢伙揮揮手。我吃驚的是，他太友善了吧，於是忍不住問他：「為什麼你那麼做呢？那個男人瘋了，像要殺人一樣！」

計程車司機回答道：許多人就像垃圾車，他們裝滿了垃圾四處奔走，充滿懊惱、憤怒、失望的情緒，隨著垃圾越堆越高，他們就需要找地方傾倒，釋放出來。如果你給他們機會，他們就會把垃圾一股腦兒傾倒在你身上。所以，有人想要這麼做的時候，千萬不要收下。只要微笑，揮揮手，祝他們好運，然後，繼續走你的路，相信我，這樣做你會更快樂。

這一席話，成為大衛．波萊提出「垃圾車法則」的靈感。

大衛．波萊不禁在思索：「有多少次我收下了別人的垃圾車向我身上傾倒的垃圾？又有多少次我負載著別人的垃圾，又傾倒在同事、家人，甚至擦肩而過的陌生人身上？」於是，從那一刻起，他對自己說：「我不要別人的垃圾，我也不再到處發洩，亂扔亂倒垃圾。」

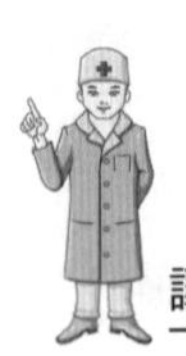

作者強調：「二十年前，我在紐約的計程車上學到了這一課。」

「避讓」各種垃圾，享受內心寧靜

這是否可以給我們很多啟示呢！？

當時的情景其實很簡單，兩人如果發生爭吵，那麼計程車一方等於莫名其妙地接受對方把垃圾倒在身上，後果很明顯。這裡，無所謂對與錯！

大衛．波萊認為：碰到這類情況，僅僅選擇「忽略、釋懷」是不夠明智的；選擇對抗，「更容易失守」，兩敗俱傷；選擇復仇，往往「得不償失」。

作者強調，要善於「避讓」各種垃圾車，包括記憶裡的、現實生活中的、未來的。他認為：禮讓，機會便會隨你而來；及時「避讓」，會讓壞情緒煙消雲散。

現實的社會生活中，不知道有多少人不正是被這類垃圾所擊倒的嗎？！或者一直是被這類垃圾所困擾的嗎？！所以，千萬別接受別人倒給你的「垃圾」，要學會迅速轉身，及時走開；學會善於「避讓」垃圾；學會淡然處之。

不僅僅對現實中的垃圾，對歷史中的，記憶中的，以及未來可能的，都要學會「避讓」。更千萬別讓垃圾「發酵」了。否則，你的情緒就會糟糕透了；鬱鬱寡歡後，許多意外的事都可能接踵而至；你的生活情趣也就會損害；身體會被自我難解的鬱悶所折磨……值得嗎？

大衛．波萊還強調：只是避讓還不夠，還要及時（即時）原諒，關閉警報器；尋求幫助，避免自己成為別人的垃圾車；別把每一個人當成垃圾車；傾訴有益，發洩有害……總之，有效改變自己和世界相處的方式，就能享受內心的寧靜，就能促進身心健康，這是身體健康和生活幸福的基本公式。

別接受垃圾，做該做的事

筆者也碰到過類似的事：當地的宣傳部和某大報社邀請筆者做場關於癌症康復的公益講座。講座開始前，報社主管請求筆者無論如何先給一個很重要的病人家屬諮詢一下。他強調這個病人不一般。以往的慣例，講座之前從不接受任何諮詢，因為會影響精力與情緒。鑒於合作者的請求，也考慮這個病人在當地有些身份，子女有的是當地有地位的官員，有的是有頭有臉的藝術家，就同意了。兩三個人匆匆坐下來，就直截了當告知：老人家八十多歲了，剛剛發現嚴重黃疸、腹水、小便不利，正在醫院裡搶救，問有沒有好辦法，能不能治好？筆者說能治好是騙人，但可想想辦法，改善一些症狀。有困難，要有心理準備。因為畢竟高齡且又屬晚期了，病症錯綜……也許他們求醫心切，也許期望太高，認為醫生無所不能，話沒有聽完，其中一人就破口大

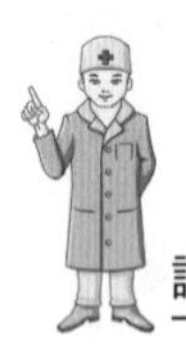

罵，然後揚長而去。

當時，我一下子傻了，從未見過如此不可理喻之事！而且，還算是當地有頭有臉的官員、藝術家，是你們反覆請求諮詢的，免費的！實話還沒有說完，不說謝謝，已是你們無理，還如此暴躁！你們的官大，不等於你們無所不能！你們的期望，不等於現實的可能性！

很多在場的聽眾，議論紛紛，大有打抱不平態勢。也許，筆者一發作，他們一定會站在我一邊。但筆者冷靜一想，也許他們幾位求醫心切，才如此失態。筆者想起垃圾車法則。何必與之計較呢？筆者與他們計較，一是顯得自己修養及風度不夠，二來不正是接受了他們傾倒的「垃圾」了嗎？那麼，也許筆者能夠理占上風，但後面的講座呢？肯定會因為筆者情緒遭到干擾而打折扣。

筆者靜了靜，清了清嗓子，提高嗓門對幾百名聽眾簡單道說緣由，並調侃著說，「我剛才就差點被『倒了垃圾』，但是我們該怎麼辦？聽之任之，學會『避讓』吧！」聽眾先是一片竊竊打抱不平聲，而後，給予了熱烈的掌聲。

那次講座非常成功。事後，主辦方一直地道歉，感謝！

自那以後，筆者進一步堅定了一個信念：別接受垃圾，做自己該做的事！

你如何看世界，世界就如何對待你

美國某乳癌支援組織創始人萊諾拉．詹森博士稱「NO垃圾車」法則是「專注幸福的方法」。他經常接觸腫瘤患者，發現生病的人往往期盼自己能夠躲開對生命的緊張和恐懼，從而使精神和身體到達專注幸福的層面。

其實，誰都希望減少這類外源性的不良刺激，而遵循《垃圾車法則》可成為幫助人們擺脫這類刺激的工具。至少，可幫助你專注自己真正在乎的，減少不必要的情緒波動，走自己的路，達到目標，獲得幸福感。

萊諾拉．詹森博士認為：「人的生活百分之十是靠你創造的，而有百分之九十則是看你如何去對待的。」的確如此！俗話說：你怎麼看世界，怎麼對待他人，世界與他人就怎麼回饋予你！當然，我們的行為有時會被錯誤解讀，如這時你專注於這些錯誤，那麼「美好的初衷就很容易丟失！」因此，「NO垃圾車」法則是「專注幸福的方法」，也是自我調整的一大方法原則。它對幾乎所有的人都有意義。至少可以幫助我們學會稀釋與規避各種劣性刺激，減少負性情緒。

而要做到這一點，有八個承諾（要點），或者說八個法則。

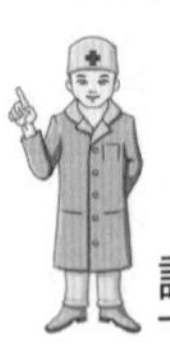

第一：惹不起，躲得及，躲得起

其實，誠如計程車司機所言：許多人就像垃圾車，他們裝滿了「垃圾」四處奔走衝撞，充滿懊惱、憤怒、失望的情緒，隨時希望找地方傾倒、發洩。如果你給他機會，他們就會把垃圾一股腦兒傾倒在你身上，此時千萬不要收下。只要微笑，揮揮手，避開他，然後繼續走你的路，這樣做才會更快樂。因此，大衛．波萊強調：《垃圾車法則》第一要義是避開各種垃圾傾倒。也就是中國人通常說的：「惹不起，還躲不及？躲不起？」

大衛．波萊認為，此時：「放手釋懷不是上策，真正需要的是讓負面情緒『擦肩而過』」。「放手釋懷意味著首先你得吸收、消化、處理自己遇到的糟糕事，儘管最後，你也只能放手釋懷走開，但消極的影響仍留在你的記憶裡。垃圾會帶走你的智慧和湧動心靈的力量，在你吸收消極態度、負面行為後，在不得不釋懷之前，應遠離它們。」

因此，他強調，「與垃圾車擦身而過，是幸福和成功的鑰匙」。對抗更易失守。對意外而來的負性刺激，或者不遵守既定戰術的對手的惡意攻擊，在一般情況下，選擇針尖對麥芒性的「對抗」對策更易失守！為什麼呢？大衛．

波萊認為：這時，你容易「被對手挑起情緒，給對方可乘之機」。因此，「與其讓垃圾車碾過，挑起內心的抵抗，再花時間平復由此帶來的負面情緒，不如謙虛避讓，待心緒平靜，再看之前發生的事情，也許不值一提。」他還強調，無謂的對抗會消耗你生活中的潛能，百害而無一益。何必呢？不如「抵抗住誘惑，不能放縱你的自尊，一定要把精力及時重新集中到真正在意的事情上。」

第二：避免自己產生「垃圾」

古羅馬哲學家波愛修斯說過：「所有苦難都是自己的臆造。」此話有相當哲理。自己容易產生「垃圾」，源於多個方面：

一是對過去的某些回憶會讓人產生不快。研究證實，人的大腦每天都會持續產生許多無意識的警告信號。自我呼應警告的初始情感反應很可能只是大腦的下意識反應。因此，根本沒必要沉溺在這些消極的回憶中，沒必要每一次都要反覆琢磨分析。這樣，只會讓自己的記憶發酵成垃圾，干擾當下的情緒或心境。

二是對未來的不明確，也會滋生「垃圾」。大衛．波萊告誡說：「一個人若總是念念不忘可能發生的糟糕痛苦的事情，將一無所獲。」其實，慢性病患者已經深陷病態了！他們往往會說：「你們說得輕巧，我現在已經生了病，怎麼辦？我們對未來

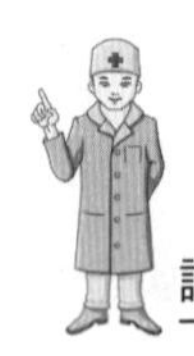

充滿不確定性、恐懼性，你們不理解！」而且，觀察證實：對大多數人（如癌症患者），他們的焦慮佔據上風，他們設想災難——他們老想著目前遇到的挫折，老是聯想出一系列通向未來的悲劇事件。如此的思考方法，只是幫助身陷病態者無法避免因為對未來的不確定性，而始終自我滋生著「垃圾」；這些「垃圾」又反過來影響了當事人的情緒及與他人的關係。

很顯然，這些屬於災難性思考。怎麼辦？大衛．波萊主張要將「轉移注意力到你想要的未來，設計更客觀積極的場景，把精力花在達成你實際的、積極的、願望的計畫上」。並提出了避讓災難性思考的五部曲。

避讓災難性思考五部曲。大衛．波萊首先強調須「活在當下」，重視當下的感受與生活。與此同時，他提出了能有效避讓災難性思考的五部曲：

(1) 描述你的逆境，寫下你相信能發生的最壞的結果；

(2) 評估這些結果發生的可能性，你會發現，可能性微乎其微；

(3) 想想能發生的最美好劇情，這些劇情必須超出現實，美妙到自己不由自主地微笑，甚至大笑；借此，你需要打破之前「前景暗淡無光」的錯覺；

(4) 現在，你已設計出最極端的情況——可能發生的最好和最壞結果——那麼，專注於這次逆境中最有可能帶來的後果；

(5) 帶著你的新觀點，新態度，認真思考解決辦法，修補目前逆境中問題。

其實，這就是俗話所說的「把最壞的結果想明白了，不過如此，便義無反顧地向前走」，這和我在何氏十八法裡所強調的「不做無謂的聯想」是同一個道理。

身陷病態，怎麼避免。生了病（特別是癌症等）更容易滋生災難性思考，「垃圾」不斷自我發酵。在這種情況下，如何避免災難性思考？避免對未來恐懼而引起自我滋生的大量「垃圾」？對此，大衛・波萊的見解也是可參考的。

(1) 首先，要認識到自己現在已經是輛「垃圾車」了；然後面對鏡子，告訴自己，你並不想成為垃圾車；

(2) 時刻提醒自己，生活中還有很多值得追求、感激和高興的事存在；

(3) 構思著自己身體逐漸康復的情景，並努力享受其中快意；

(4) 要知道沒人能預見和把控未來，包括健康者；因此，只需關注目前擁有的幸福，關注自己能掌控的事，不去思考不確定的未來，更不去做最壞的聯想；

(5) 活在當下。因為生老病死誰都無法避免，只有當下是最現實的。

也許，這些說法多少有點理想化色彩，但不妨試試，至少，有益無害。而且，正面的自我慰藉與暗示已被證明是具有保健及康復功效的。

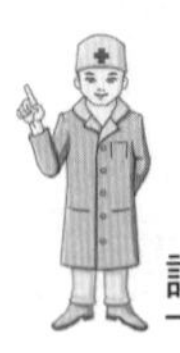

第三：避免成為別人的垃圾車

大衛・波萊的第三原則是避免自己成為別人的垃圾車，給別人創造負面的心理影響。

即時原諒。他強調人們首先應該學會即時原諒，這對於慢性病患者很有意義。特別是腫瘤患者，經過一段時間治療後，由於種種因素，很多人自己已處於「垃圾車」狀態，對某些細小的事很敏感，而他自己還不一定認識到。因此，一點點小事，總是埋怨這個，指責那個，使自己真正變成別人厭煩的「垃圾車」。有很多患者總認為自己現在是弱者，需要別人理解與幫助，而且，認為別人應該且必須理解、幫助自己。但是，換個角度，你生了病，主要是你自己的事。別人理解與幫助你，更多情況下是道義上的、情理上的，並不是自然而然的責任。況且，「久病床前無孝子」，這種情況下，盡可能避免成為別人的「垃圾車」，別人才可以更好地理解你、幫助你。學會即時原諒，則可以幫助達成這一點。

美國民權領袖馬丁・路德・金有一句名言：「寬容不是即興行為，而是一種不變的態度。」強調「寬恕行為不僅帶來如釋重負的感受，更能急中生智，幫助解決問題」。大衛・波萊則提出提升尊重和寬容的方法：包括「增加閱歷，可培養忍耐寬容」「尋找相互間的不同和相同點，增加忍耐寬容」「學習不同文化，提升忍耐寬容」「和別人一起做項目」「幫助來自其他行業的人」等，這些能夠避免身陷病態者對未來的不確定性的擔憂，而防範自我滋生「垃圾」。

大衛・波萊的第三原則還包括兩個重要環節：

一是善於尋求幫助。他強調：「我們不能強制要求別人的幫助，」應該學會善於吸引他們過來，主動幫助自己。

二是別說三道四。患病了，心裡不舒服，往往習慣於對他人（包括親屬、醫護人員等）指責抱怨。「在指責抱怨之前，捫心自問：能有什麼益處？會改善現在的境況嗎？能讓我們變得好受點嗎？能讓我們的關係更緊密嗎？」要知道無謂的喋喋不休的抱怨只會讓他人鬱悶、不快，最終使自己的處境更為艱辛。

第四：幫助他人停止傾倒垃圾

大衛・波萊把「幫助他人停止傾倒垃圾」看作是第四原則。他指出：應善於「尋找並專注於甚或放大他們的優點，傳遞正面的力量」，等待中觀察他人心情良好時，嘗試溝通。特別是對生活中難以規避的那些人（比如，你的生活、工作夥伴等），即

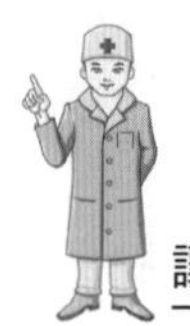

便你不喜歡那個人，但你仍須更多地瞭解他。只有這樣，才能幫助他減少對你的情緒干擾。

其他避免垃圾的法則

大衛．波萊還歸納了其他法則。

如第五個法則：「履行『NO垃圾車』保證」；透過各種自我激勵方法，避免自我的生命中充滿垃圾。

如第六法則：強調循環感恩，切莫讓「垃圾」循環。

還有第七法則：「打造屬於自己的『NO垃圾車』區域。」

第八法則：「宣佈及領導『NO垃圾車』工作」等。

這些原則有的略顯重複，故不作展開，但其中展現的一些觀點值得重視，例如，他強調「完美不是目標！」很像亞里斯多德所說的「完美是優秀的敵人」，故無須事事渴求完美。又如，應「清醒地認識到生活中永遠會有層出不窮的垃圾車！」「每個人，在某個時刻都會成為垃圾車，這就是生活。」只是許多人身處其中，往往總自以為是，堅信是這個世界錯了。總是其他人在犯錯，其他人，才是問題的癥結！如此，只能導致「垃圾」的反覆循環、發酵，而使問題越來越嚴重！因此，應及時警惕，及時道歉，加強相互溝通，並積極行動，唯有這樣，才能貫徹「垃圾車」法則，保持心境與情緒愉悅，健康而快樂地生活。

六、善於表達情感：不是抱怨，而是傾訴

歲月不知人間多少的憂傷，何不瀟灑走一回！

——《瀟灑走一回》歌詞

心身醫學強調：健康的人需要及時且善於表達情感。人總有鬱悶、挫折、情緒低落之時，及時將這種不快表達出來，得以釋放，心情就會平和多了。這是安頓好心的重要環節之一，也是防範許多疾病的方法。

一個案例的啟示

三十多年前，筆者剛做醫生時，一天下大雨，有個老太太來看病。筆者給她開完方後，因為下雨，她走不了，也因為後面沒有病人，她就滔滔不絕地跟筆者訴說：媳婦對她怎麼怎麼不好，儘是家庭瑣事。當時，筆者只是個小醫生，反正閑著，就很謙恭地聽著，其實也沒有聽進去什麼。講完後，老人家站起來跟我說：「你這個醫生真

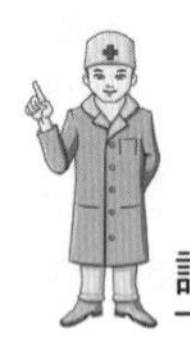

好！講完後，我心裡開心多了，藥還沒吃，病都好多了！」

筆者當時很納悶，不過，很快就領悟到一點：人都有鬱悶的時候，人都需要宣洩、傾訴。

女性為何更健康？經常嘮叨是法寶

我們發現嘮叨的女人常更健康些。因為嘮叨是種傾訴，女性更願意找人訴說，訴說其實是一種傾訴，可幫助宣洩鬱悶，消解壓抑，同時，常常容易獲得社會的支持。

二十世紀九十年代初，筆者家離大學很近。一天早上，筆者上班騎自行車到學校上第一堂課，路上只見兩個穿白護士服的女人在路邊聊天，很顯眼，都是同事，一位從學校到醫院，一位從醫院到學校，等到中午十一點多，我騎車回家，準備吃飯。看見那兩個女人還站在老地方聊天，都三個多小時了，筆者不由得感慨萬千……俗話說：女人頭髮長，話也多！這既是壞事（可能會滋生是非），也是好事，就在這嘮叨過程中，把心中的鬱悶統統借助傾訴，消解了。

所以，全世界女人明顯比男性長命（平均長六～七歲），女性總體健康狀態優於男性，癌症等慢性病的發生率、死亡率等都低於男性，儘管這些事實背後因素複雜，也不排除基因和遺傳因素等原因，但從心身醫學角度，善於傾訴，善於尋求社會支持，則有著功不可沒的重要作用，因此，善於嘮叨，也是法寶。

表達和宣洩的方式、方法有多種，除了嘮叨傾訴外，培養興趣愛好，品茗、讀書，回到大自然踏青、散心、遠足、旅遊，以及琴棋書畫都有類似功效。其中，最好的莫過於找好朋友傾訴，讓情感有進有出。此外，最近，美國的研究者透過研究還證實：作為女性，三五好姐妹常常聚在一起，逛街、購物、閒聊等都有平衡心身，穩定情緒，安頓心靈之功效。

生活在現實社會中，總有這樣的挫折、那樣的不順，因此，呵護健康的重要一環，就是要學會並善於及時傾訴與宣洩，特別是生了慢性病（包括癌症）後，最麻煩的莫過於退休的老人，子孫不在膝下，沒有其他事情可做，老兩口整天就是你看著我，我看著你，天天這樣，話又不多，不生病也要滋生鬱悶。學會及時表達情感，自找樂趣，不只是抱怨或自我鬱悶，而是善於傾訴，尋找友伴及支持，自有良好的延年益壽促康健之功效！

男人不應將痛苦深埋心間

一九九七年筆者指導研究生專題，是一項與腫癌生存品質有關的調查。調查結果顯示：從量表資料上展現出女性癌腫患者的生存品質、生存情況要比男性差些。但實

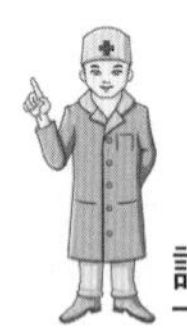

際上，女性要比男性康復好得多，五年生存率也要高得多。筆者問學生，如何解釋這一結果？她說：「這證實女性患癌症的程度及生存品質要比男性嚴重些。」筆者說：「不一定！這裡面有著複雜的社會文化因素，絕非像你解釋得這麼簡單。」

長期的臨床觀察，使我們注意到，同是患了腫瘤，男性和女性的應對方法不盡相同。女性患者往往會滔滔不絕地訴說很多症狀和體徵，很多主訴明顯帶有過分渲染色彩，潛意識裡為的是能引起醫生的高度重視，以期給予特別關注。男性患者卻大都不以為然，他們的症狀陳述常常很少。

我們常見這種情況：

醫生問一個男性肺癌患者：「咳嗽嗎？」

患者答：「沒有。」

妻子推推他：「還說沒有，昨天吃飯時咳得那麼厲害。」

患者說：「噢，有時有點。」

醫生問：「有胸痛、胸悶的情況嗎？」

患者答：「沒有。」

妻子又說：「今天中午前還說胸悶得很。」

患者說：「噢，有點。」

其實，不僅僅是對於癌症，男女患者臨床陳述都有著鮮明差異。我們認為這和我們的主流文化對男女社會角色的不同期盼有關。

女性更習慣於宣洩、表達，而且，這一過程中常常還故意有所放大，以期引起醫師的更多重視；男性則相反，每每「惜語」，不太願意多說，潛意識裡認定自己是男子漢大丈夫，有淚不輕彈，有苦不輕述；展現出男人更願意將痛苦深埋心間，不願向他人開放心扉及自我真實的情感世界的特點。

這是普遍存在的客觀情況。

我們認為：之所以男性在身體狀態、慢性病發病率及期望壽命等健康的多方面均輸給了女性，這與把自我深埋起來，不善於且不願意宣洩、傾訴，恥於尋求他人支持等有重要關聯。

鑒於此，我們建議男性們要意識到這一問題的重要性，要學會及時表達與宣洩情感，千萬不要為虛偽的「大男子主義」所限，處處掩飾自己，不願流露真實的情感與想法，把鬱悶深埋於心，不善於尋求他人幫助及支持。如此的話，並不利於健康長壽，生了病以後也不利於康復。

當然，表達與宣洩情感還有及時不及時，善於不善於等的問題。對此，後面會有所涉及。

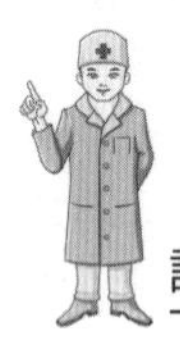

就臨床醫師來說，鑒於上述特點，對於男性對象，臨床問診時症狀一定要問得細緻些，全面些，多考慮各種可能性。男性更易忽略自己的身體感受，並習慣於輕描淡寫地陳述，潛意識裡展現出大男子的「無所謂」和「英雄氣概」，故要根據醫學邏輯及疾病內在的關聯性，刨根問底。

哭吧！哭吧！不是罪

香港四大天王之一的劉德華先生唱過一首《男人哭吧不是罪》的歌，歌詞唱到：「心在生命線上不斷地輪迴／人在日日夜夜撐著面具睡／我心力交瘁／明明流淚的時候／卻忘了眼睛怎樣去流淚／明明後悔的時候／卻忘了心裡怎樣去後悔／無形的壓力壓得我好累／開始覺得呼吸有一點難為／開始慢慢卸下防衛／慢慢後悔慢慢流淚／男人哭吧！哭吧！哭吧不是罪／再強的人也有權利去疲憊／微笑背後若只剩心碎／做人何必撐得那麼狼狽。」不知唱出了多少男人的心聲，的確，男人日日夜夜撐著面具在睡，帶著假面具在掙扎，部分女強人也同樣，活得多累啊！「再強的人也有權利去疲憊」「微笑背後若只剩心碎」，做人又何必如此之虛偽，而且，強撐著的笑容，背後很可能是淚水。

人們常說，笑比哭好，但不盡然，哭實際上是一種非常有效的情感宣洩方式，適當引導大哭有時可明顯地調整情緒，釋放壓力，糾正心態，甚至調節免疫，防範疾病，或有促進康復之功。

筆者有位老朋友，剛剛升為正職一年多，內外交困，工作不是很順手，那是九十年代末的事。我們應邀一起去吃飯，小眾聚會。吃完飯後有人提議去唱歌，他在我們的慫恿下，也去了。開始他不願意唱，但是後來興致來了，也點了一首歌，點的是「瀟灑走一回」，唱著唱著，我們發現他眼裡蓄滿了淚，越唱越激動，越唱越興奮，我們都被他感染了。其實，那是宣洩的淚，是健康的淚！那淚水，有助於他康復！誰沒有鬱悶？誰沒有挫折？有鬱悶，釋放就好！有挫折，挺挺胸，走出來就好！

筆者在《癌症只是慢性病》裡記載了一個日本患者的案例，是大阪的一個頗有影響的企業家，叫水谷照彥。二十世紀九十年代末找我看病，胰臟癌晚期，多處轉移，伴胃大彎部局灶性癌症原發灶。

當時，日本醫生斷定他壽限不可能超過四個月。他找到筆者。當時他每半個月來復診一次。開始時，CA199 直線上升，從最初來的二萬多，一直飆升到二個月後的六萬多！但第三個月始，胰臟癌特異性指標 CA199 由原先的上升趨勢，開始明顯下降了；四個月過去了，他又來復診，帶著助手，又有翻譯，很多人都證實從 CA199 的原先六萬多下降，到了二千多；電腦斷層顯示，胰腺的邊緣也開始清晰了；疼痛症狀

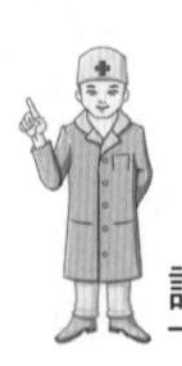

明顯緩解！看了這些證據，我說了一句，說：「社長，你安全了！」就這幾個字，一句話，剛說完，他「嘩」的一聲，大哭起來！

他平時簡直可以說是個冷酷、不苟言笑的人！當時一哭後，讓在場的七、八個人，面面相覷，束手無策。我則阻止大家勸說，因為那是釋放的淚，是壓抑日久，好不容易釋放的淚。很快，他平靜下來，抱歉地說：「這些天，我天天在扳著手指頭，數數字，五十天過去了，一百天過去了，一百四十天過去了（他確診到那天一百四十多天）……我在數我還有多少天，醫生說我安全了！我太激動了，不能自控了！失態了！抱歉！」我說：「不必，這是好事情，這就是正常的情緒宣洩，哭不是壞事情，釋放了更好。」

前面介紹的那位患胰臟癌的官員型女強人，得知指標正常後，還不是偷偷躲起來，大哭了一場，徹底釋懷了，挺胸昂頭，又快活地生活著了。

類似的情況臨床並不少見。這類內心煎熬又非一般疏導所能釋懷，必須大悲大喜，才能大徹大悟。大哭一場，未嘗不是極佳的宣洩途徑。因此，成年男女哭吧！哭吧！不是錯，更不是「罪」，而是一種養心良方。現實中，每個人帶著假面具生活，更累，更不健康，或者說，隔一段時間，我們應學會把假面具摘下來，流露出我們真性情！該哭就哭，該笑就笑，該撒撒野也未嘗不可！

解開死結，學會釋懷

現實生活中，總有令人不順之事，要緊的是，千萬別生悶氣，要善於把積壓在心頭的「怨氣」及時釋放出來，要學會自得其樂。要會說、會哭、會笑、會宣洩、會傾訴，從而幫助自己盡快從痛苦中走出。

許多癌症患者，追蹤其癌症發生或復發經歷，可發現他內心常有一個死結，始終起著負面作用。對此，要給他們做心理疏導——其實你追求的、在意的很多東西，並不像你想像得那樣好，且你也不是只為了這些才活著。

臨床觀察證實，很大一部分癌症患者是在反覆遭受挫折後，糾纏於過去某個人和某件事才生癌的。例如，被人背叛了，被人騙了，被人坑了，公司裡某個主管不讓他升職……諸如此類，之後就一直糾纏在其中，做什麼事都不順，有的甚至因此生病或生癌了。對此，急需幫助他解開死結，並學會釋懷。有的人釋懷後，常常會反問：「我為了這個，犯得著嗎？」

有個筆者的老患者，她也是醫生，一九九六年得了腸癌，恢復得很好。二〇〇〇年她帶了一個新病人，介紹說來者是她的小妹，當時是四十歲，人長得挺漂亮，就是一句話也不說，一直哭。原來，她和丈夫一起打拚多年，創辦了一個企業。就在企業

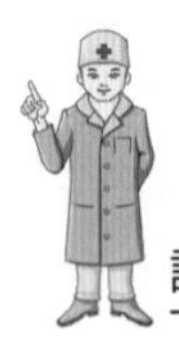

發展得非常不錯的時候，突然發現丈夫和別的年輕女人好上了，要跟她離婚，為了嘔氣，她當然不同意。

這樣，折騰了三、四年後，她被發現患了乳癌，她真是絕望到了極點，多次想自殺，但是因為心疼子女，不忍心自殺。最後，她終於開口了，說：「這個女人（第三者）毀了我一輩子。」筆者說：「你的婚姻肯定沒法維持下去了，你還不如自己想明白一點。」好一番勸說後，她打消了自殺的念頭，願意接受治療了。

筆者首先建議她：「別死撐著，否則，你看見你丈夫就會怒火叢生，就會產生強烈的負性情緒，對你的康復不利。為了子女，也為了自己，你必須走出來。」

她接受了筆者的建議，把婚離了，在子女的支持下，得到了家中的絕大部分財產。一方面積極治療，一方面繼續打點產業。約半年後，她像換了一個人似的，氣色很好。到現在，一切都很好。她把這件事徹底放下後，接手管理企業。由於她前夫是個喜歡揮霍的人，很快就沒有多少錢了，那個女人也離開他了。

三、五年後，她說：「我現在活得比他好得多！」一晃十年過去了，她另有一番天地了。來復診時，她經常說：「想想過去，我真傻。我犯得著為這些小事計較嗎？我現在比他活得更好。」

想健康長壽，就需要學會及時解開死結，自我釋懷。可以說，沒有解不開的

「結」，只是你願不願意努力去解！而且，很多「結」本身並不重要，比如說遭受某些挫折，人生總會有挫折；遇到某些誤解，受了一些冤枉，也是在所難免之事。人的成長過程中，誰又沒有坎坷、挫折？甚至，有宗教大師認定：痛苦才是人生的真諦，「當你戰勝了苦難，苦難就成了你的財富。」

「忍者」，成不了神龜

有一部動畫片叫《忍者神龜》，宣揚功夫高強的忍者神龜。其實，過分忍耐並不能增加人們的力量，有時候，沒法釋放或轉化的忍耐，倒反會戕害自我心身健康。可以說，過分強調「忍」字當先，是東亞文化中並非積極的成分。臨床上，「悶葫蘆」和忍氣吞聲很害人。研究證實，日本民族胃癌及消化性潰瘍的發病率很高，其中一個原因就是過分壓抑自我，委曲求全，明明心裡不樂意，卻點著頭，拚命說「哈爾」地扭曲了的民族個性！

早在二十世紀八十年代末，心理學家到海外去學習，借助國際通行的量表進行調查，發現國人的憂鬱分值明顯高於國際常規中的標準值，證實國人的忍耐特徵明顯，憂鬱傾向嚴重。就我們看來，這很可能是源自宋明盛行的「存天理，滅人欲」之理學傳統。其實，從造字上看，「忍」字就是一把刀，放在心口上。過分忍耐，可能會埋

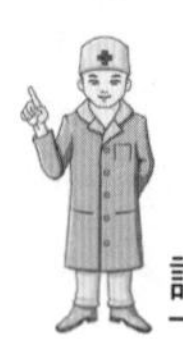

下許多心身疾病的隱患。臨床上，不少消化道疾病患者及部分癌症患者，追尋其性格偏差，就可以發現常常具有明顯的逆來順受、強忍硬壓的性格特點。因此，「悶葫蘆」和忍氣吞聲，並非健康行為，需及時糾正。

如何糾正「悶葫蘆」和忍氣吞聲性格，可以分成三種方式：

一是尊奉「垃圾車」原則，對憤憤不平事，不予接受；及時避開刺激，並輕鬆地擺擺手，拜拜！對此，可參照上述的「NO垃圾車原則」。

二是學會轉換。對於轉化，可以做出這樣的理解：參照佛教、道家或其他宗教精神，把生命中任何機遇及事件都看作有著它本來的意義——所有的悲歡離合、喜怒哀樂、順利挫折，都只是人生劇情中的故意安排，目的是讓你學會享受。所以，要珍惜每個當下事件，只管認真做好，哪怕是困惑，哪怕是痛苦，哪怕是挫折；或者說，上帝不只是安排好人在你身邊，有時也會為了讓你更成熟，安排一些傷害你的人同時出現；不只是讓你獲得成功的喜悅，也要讓你接受挫折的煎熬，目的是讓你的生活更精彩，如此，就把一個消極行為轉化成積極的事件了。

三是善於自我及時消解。有人說，安頓好心，需要學會常說三句話：「算了」「不要緊」「會過去的」。第一，對於既成事實，最好的辦法就是接受這事實。如錢包被偷了，算了；骨頭摔斷了，算了！第二，不管發生什麼事，要學會說「不要緊」！要心胸豁達，樂觀處事。第三，相信一切麻煩都會過去，就像所有筵席都會散一樣！流行歌曲《陽光總在風雨後》中說得好：別憂愁，別煩惱，一切都會過去的。自然界如此，欲追求健康生活的人們也應該如此。

四是迅速排遣或宣洩。後面介紹的有效傾訴，就是方法之一。須知，在人的一生中，總會遇到許多事，或大或小，或悲或喜！不管是大事還是小事，傷心事還是快樂事，你都要善於尋找宣洩的管道。笑也好，哭也好，常有異曲同工之效。

臨床觀察證實，即使兩人的病情差不多，接受同樣的治療，那些心情開朗豁達，善於傾訴，拿得起放得下的人們，遠比那些不善表露，對負性情感一味控制、積壓在心頭的「悶棍子」，治療效果要好。因此，心身醫學非常強調「要善於及時表達情感」和「及時宣洩情感」。

因此，安頓好心，需做到千萬別一個勁地生悶氣，不要打了牙往肚裡咽，要把積壓在心頭的「怨氣」釋放出來。善於自得其樂，自找樂子，要會說、會哭、會笑，會及時宣洩，及時傾訴，及時從痛苦中走出來，解放自己，快樂自己。

傾訴有益，發洩或抱怨有害

人與人之間，難免有述說與交流。而怎麼述說，向誰述說，如何交流等，都大有

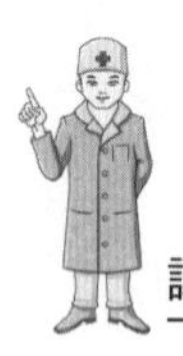

講究。心理學研究早已證實：「傾訴有益，發洩（抱怨）有害！」傾訴與發洩、抱怨都是述說，但意義卻截然不同。如果不顧對方感受，喋喋不休，抱怨連連，甚至散播流言，那就是有害的，不僅自己應該避免這些，而且，抱怨的被動接受者也最好對抱怨者敬而遠之，或置之不理。古羅馬的哲學家波愛修就曾經說過：「所有苦難都是自己的臆造。」哲人則說：「生活的百分之十是靠你創造的，而有百分之九十則是看你如何去對待的。」因此，許多抱怨只是你自己對生活與事件的不確鑿或錯誤認知而已，不僅沒有正面意義，而且，於人於己都可能有害。

而合理傾訴則是有益的，但必須注意對象、時間、方式方法等。

最近，筆者的助理李穎寫了篇短文《停止抱怨，樂觀面對》，頗有哲理，道出了自我調整心態的一大方法與原則。

李穎醫師是海外醫科大學畢業的，她熱衷於腫瘤康復事業，並獲得了碩士學位及國內的醫師證書。

她的原文如下（略有刪節）：

最近，朋友送了本書給我：威爾・鮑溫的《不抱怨的世界》。認真閱讀之後，感慨頗深。

每個人都擁有著美好的願望！然而，在現實生活中，每個人又難免要遭遇很多挫折和失敗。每當這時，有些人便不能正確對待，產生不滿，引發很多牢騷和抱怨，往往是怨天、怨地、怨命運。

抱怨是容易的。正如心理專家所言：「抱怨帶來輕鬆和快感，猶如乘舟順流而下，那是因為我們是在順應自己負面思考的天性；而停止抱怨，改用積極的態度去欣賞事物美好光明的一面，卻需要意志力。」

一個肺癌病人，體質非常差，不能做任何西醫治療，教授（指筆者）一直給病人用中藥調理至今，腫塊也逐漸在縮小，病情穩定。一群病友坐在一起交流的時候，無不感慨羨慕……療效欠佳的病友則一直拉著他的手在交流經驗，為什麼（你）效果那麼好？病人靦腆地說他和教授有緣分，他一直堅信他們可以把他治好。在我看來，病友們現在看到的是他好轉的一面，可是這中間該病人經歷的痛苦，可能只有我、他及他妻子方能瞭解。連續幾個月的高燒不退，劇烈咳嗽、胸痛，夜晚不能入眠，口吐鮮血。病人從來沒有抱怨過一句話，喊過一次痛，甚至在用藥的第三天，他告訴我沒有那麼痛了。

他口吐鮮血時，他的另一半打電話告訴我，「我都在為他擔心的時候，他反過來安慰我說，不用擔心，我觀察過了，每次吐完鮮血，接著就可以把腫瘤壞死物吐出來，是好事情啊。」就是這樣一個樂觀而不抱怨的病人，用意志力，告別抱怨，頑強

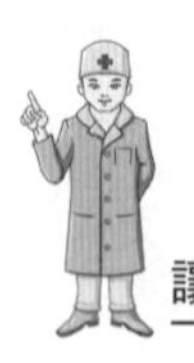

地和病魔做著鬥爭。反觀那些治療效果欠佳的病人，經常給我打電話，不是抱怨痛得厲害，就是抱怨服藥沒有預想的效果啦，而我呢，這樣的接電話多了，掛電話之後，也開始抱怨，心情也會開始變得煩躁焦慮，甚至影響到一整天的工作情緒，連鎖反應一直繼續下去。

回顧這幾年時間內，我有志於投身腫瘤康復事業，本來想像中這應該是非常好的一個事業，應該大家更容易理解與接受。但總會有少部分人不理解，甚至有意無意類似於刁難或使壞。因此，似乎我經常都會因為大小不同的事情而牢騷抱怨，似乎躲在喋喋不休的抱怨後面，從中可以獲得一種自我膨脹的優越感。其實，我們難以且不情願意識到的是：自己所厭惡的種種問題，譬如身邊人無休止的抱怨，同樣也存在於自己身上。

威爾．鮑溫在《不抱怨的世界》一書中毫不留情面地指出，「我們抱怨，是為了獲取同情心和注意力，以及避免去做我們不敢做的事」。現在想來真的是很慚愧，在我抱怨的同時，殊不知這些消極情緒已經影響到周圍的人，甚至影響到患者的情緒了。

有幸，我閱讀了此書，明白了這些道理，其實書裡所有的描述至多只是路標，真正的開始終究還是握在我自己手中——如果踐行，如果堅持，已經足夠造成改變的敵開。

我希望用這樣「不抱怨」的心態及態度來面對每一天。摒棄抱怨，微笑面對，我相信一個豁然開朗的世界會在我眼前層層疊疊打開，正如書中副標題所說：停止抱怨，你就已在通往你想要的生活的路上了。每個人都守著一扇只能從內打開的改變之門，除了自己，誰也不能幫你打開這扇門。

從現在開始，停止抱怨吧！

小李醫師受海外慈善思潮的影響，她選擇了投身於腫瘤康復事業。年輕的她，當然會經歷種種不平與坎坷，但她的深刻思考也讓我久久地思索：的確，世界本身就是很不完美的，連太陽都有「黑子」，每天值得抱怨的事不少，但我們停留在抱怨上有意義嗎？能解決問題嗎？除了帶來更多的憤憤不平外，還能帶來什麼呢？「停止抱怨，你就已在通往你想要的生活的路上了。每個人都守著一扇只能從內打開的改變之門，除了自己，誰也不能幫你打開這扇門」。說得多好！讓我們從今天，不！從現在開始，停止抱怨吧！我們的心態就會有所改變！也許，一、兩天你我感受不到，但一、兩週肯定能夠有積極的變化，因此，行動起來吧！這並不很難。

停止抱怨，抱怨並不能幫助我們解決問題，然而，如果心裡有鬱悶，情緒偏壓

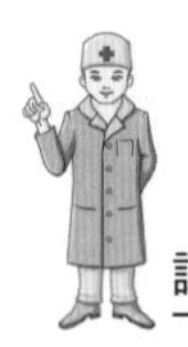

抑，學會傾訴，尋求支持，倒不失為一個有益於健康的好方法。

學會健康傾訴

《垃圾車法則》的作者大衛．波萊對傾訴頗有研究，他強調：「傾訴有益，發洩有害。」傾訴與發洩（抱怨），兩者同樣是口頭述說，何以有如此之大的不同？大衛．波萊首先界定說：抱怨及發洩，是在向別人轉嫁你的負面情緒。也就是說，你成了別人的垃圾車了！因此，如果傾訴時無視他人感受，直接滔滔不絕地講個不停；或者以苛刻批判的方式開始；或者強求他人讀懂你的心；或者喋喋不休，永無止境地你一人述說，那就是發洩與抱怨了，這時候你是在向別人傾倒你的負面情緒，當然效果很差。

因此，傾訴就有個技巧問題。講究技巧，才能有效傾訴，我們把它稱為「健康傾訴」，健康傾訴，可幫助人們理解你的問題。

對於健康傾訴，大衛．波萊歸納出了三大益處：關係到人們對你的認識及看法；能在對方幫助下，使自己明白自己所面對的挑戰，因為，往往旁觀者清；同時，可努力贏得他人對自己的諒解。

然而，怎麼傾訴才是健康的，卻很有講究，可以歸納其一些要點：

首先，傾訴得建立在信任的基礎上。

其次，傾訴之前，需要得到對方的許可。如果對方時間上不方便，情緒本身亦有偏差，就不宜當下傾訴。

再次，需要傾訴，但不可以喋喋不休，一直傾訴不止。

最後，自我傾訴，需要配合自己相應的行動改變。不能只是傾訴而無具體行為變化。而且，越是向與其親近的人傾訴，越需要技巧和禮貌。

當然，也有心理學家不用有效傾訴一詞，改為「有效抱怨」，含義是一樣的。美國心理學專家蓋伊．溫奇博士就提倡有效抱怨，並認為應掌握下列法則：

(1) 有的放矢。要弄清楚你應該抱怨什麼！要清楚問題的核心，而不是漫無目的。

(2) 找準對象。向那些能夠解決問題的關鍵人物進行訴說。不做招人煩的祥林嫂，滔滔不絕，逢人就說，那是沒有任何正向意義的。

(3) 抱怨一次，核心的事只講一件。不要講一大堆事情，沒有重點。

(4) 要學會先給予對方讚美，然後再提出問題，進行合理抱怨。也就是說：需要先讓對方對你有好感，讓對方對你的話能聽進去，能夠接受；然後，再提出你所要抱怨的核心問題，這樣更容易達到抱怨的目的。

(5) 簡明扼要，把想說的話說清楚，同時注意抱怨時的態度和情緒。

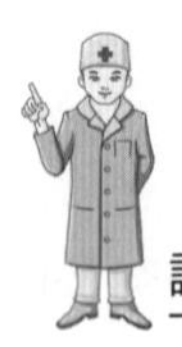

(6) 抱怨須是建設性的。

蓋伊．溫奇把它稱為「重新建構」。不鑽牛角尖，換個角度好好梳理，提出解決（所抱怨）問題的方法，要讓對方在接受的基礎上，幫助解決問題。

蓋伊．溫奇還強調抱怨的時候需要有信心、有決心、有恒心。要相信沒有解決不了的事情。當然，前提是建立在你對這個問題本身有正確看法的基礎上。然後，還要持之以恆。這些，構成了他有效抱怨的十條黃金法則。

可見，他講的有效抱怨涉及面很廣，實際上包含著健康傾訴。傾訴是人人所需要的，合理適度傾訴的確對穩定情緒有好處。但是必須是建議性的傾訴。可以找個好友，找個可以解決問題的人。

傾訴的注意點

蓋伊．溫奇所提的有效抱怨的黃金法則中前幾條很值得重視。但筆者覺得有幾點是需要更正的，最後幾點（有信心、有決心、有恒心）則並不贊同。相反，認為需要補上以下幾點：

抱怨內容必須是現實的、當下的，而不是過去的。有些人總對若干年前的事情耿耿於懷，總是抱怨，那是沒有任何意義的。筆者就碰到過這麼一個病人，五十出頭，患的是卵巢癌，她第一句話就告訴我：「我為什麼患這個癌？我自己很清楚，就二十多年前我的學歷與資格完全可以升副教授了，當時校方就是不給我升，然後，我就跟他們吵，他們就一直卡著我。所以，我後面一直不順，到四十多歲生卵巢癌了……」這種抱怨有意義嗎？所以，抱怨的事，一定要是當下的、現實的、有意義的。

必須是能夠解決的。有很多事情是沒法解決的。比如，天氣不好，航班延誤了；當下，PM2.5經常超標；門診經常碰到的病人多、看病慢了，又不願意換其他醫生看，需要且只能等一段時間，這種無法解決的難題，抱怨沒有任何意義。

話題必須是有積極意義的。門診偶爾有些新病人，對一、兩個號的前後差異耿耿於懷，他可能晚了一、兩個號，就會抱怨「為什麼不按照次序？」「為什麼能夠照顧他，讓他先看？不能夠照顧我……」等他坐下來看病時，筆者常常會婉轉地勸告他們，都是患者，要他們學會寬容一點，這種抱怨沒有任何意義，差一兩個號就差一、二十分鐘而已，有什麼意義呢？

所以，合理抱怨還要加上三點，要針對當下有意義的能夠解決的事情。

對於蓋伊・溫奇後面強調的要有信心、決心與恒心，筆者也不完全贊同。過分強

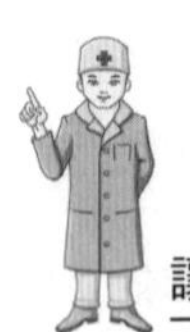

調抱怨的信心、決心與恒心，恰恰會使很多人陷入持久的心理糾結而難以自拔，於事、於健康均無益。因此，千萬別有信心、決心與恒心地進行抱怨。其實，有些問題沒有必要看得太重。很多曾經抱怨的問題，換個角度想想，也許完全不是那麼回事。因此，合理抱怨，建設性地抱怨，必須首先要理解抱怨有沒有意義。如此的話，你的心才能安寧，才能安頓好。

如何應對他人抱怨

人和人之間，朋友和朋友之間，包括親屬之間，特別是患者和醫生之間，有抱怨是常有的事情。但如何應對抱怨卻很有講究，應對得好，能幫助對方解決問題，幫助對方把「垃圾」消解掉；如果應對得不好，就是自己接受了對方的「垃圾」，陷入了情緒困頓之中。

如何應對他人的抱怨，大衛．波萊提出了五大對策：

(1) 如果他人的抱怨有意義，自己又有能力幫助解決的，儘快幫助解決。

(2) 如果他人抱怨毫無意義，且無關緊要，不妨有意識地調整話題，引入其他有建設性的內容。

(3) 如果他人堅持抱怨，可以婉轉地詢問他是否需要一定時間來傾訴。當對方給出肯定答案，開始傾訴時，先做一個好的傾聽者。

(4) 如果他總是不時地傾訴同一問題，引導他找到問題根源。

(5) 如果這個抱怨的人已經成為你生活中負面影響的罪魁禍首，那麼應該讓他明確知道：抱怨正在傷害你倆彼此的關係，並影響到你的生活。

如果對方還不願意改變，那麼，只能以微笑、揮手等方式祝福他，並遠離他。

這些，也是人們安頓好自我的心，免遭他人無謂地騷擾的重要對策。

七、何氏心理管理十八招

四大步：釋放壓力，走出憂鬱，穩定情緒，優化個性

長期從事亞健康現象研究及對數萬例臨床癌症患者的診療經驗，促使我們確定了一個基本認識：在今天，人群的健康危害不僅僅來自環境、飲食、生活方式等，更來自精神心理及應對方式等，而這些既與個性相關，又源自認知偏差及生活壓力等，故安頓好心，需要從「釋放壓力，走出憂鬱，穩定情緒，優化個性」四大步驟出發，一步步緊扣著走，這就是我們宣導的自我「心理管理」，可以說心理管理是健康管理的

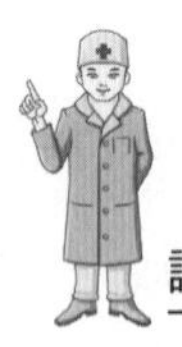

核心一環。

心理管理有著具體方法，除了上述所說都可以參考借鑒外，我們還在臨床中歸納出以下十八個具體環節。

1.換一種方法思考

我們說，認識決定態度，態度決定行為。今天成年人，受傳統教育印記太深，需要換一種新的思維方法。首先，要認識到生活中，不是所有的事都很重要，不是所有的事，都必須認真對待。追求完美的人，會把所有的事都看得很重，都想做好，都一個人扛著，扛到後來，扛不動了，扛出病來了。

據研究，人生中所遇到的事，只有百分之五的是非常緊迫，非常重要，須立刻認真對待的；還有百分之十五～百分之二十五是比較緊迫，比較重要，也需認真對待，但不見得心急火燎，必須馬上處置；剩下的百分之七十～百分之八十的事，通常不像人們想像得那麼重要，那麼緊迫，完全可以從容應對，甚至可以忽略不計，這就是「二八定律」。

可見，很多事你認為很重要，其實不見得，把不重要的事扔在旁邊，或從緩處理，那麼人們的壓力就會大大減輕。什麼事都看得很重要，卻可能把最重要的健康大事忘記了，恰恰是捨本逐末了。

所以，心理管理的第一要義：要改變認識和思考——很多事遠沒有你想像得那麼重要，但卻沒有比健康更重要的事了！這就是認知療法。特別是社會成功人士，要認識到不是你遇到的所有事都重要，樣樣追求完美是不現實的，超出能力去追求這些，很可能你就要付出沉重的健康代價。學會「二八」分，放下不重要的事情，解決重要的事情，你的壓力就大大減輕，與此同時，把健康放在重要的地位。

2.不做無謂的聯想

很多人習慣於做自然聯想，但卻不考慮這類聯想是否有邏輯關係。例如：大學沒有考取（或這次機會沒有把握住），就認為最重要的機會錯過了，人生也就完了，後輩子就沒希望／意義了，這樣的人因此走上極端。

一些情緒不穩定者或腫瘤病人，尤其善於如此思維：我這次癌胚指標是〇．三，上次是〇．一，下次就是〇．五了；要不了多少時間就變成五了，五就超標準了；一定復發了，復發後我沒法再控制了，我肯定就完了！我完了全家也就完了……就是這種無謂的聯想（不符合邏輯的錯誤聯想），導致許多人長期處於憂鬱及壓力重重狀態，於健康無益，更於疾病康復無補。

其實，這是一種思維方式病！許多人，事情一不順，就做無謂的聯想；而且，往往做負面的聯想，只考慮最壞的可能性；然後，自我消極暗示，這下子就完了。事實上，根本不是這麼回事，生物學或社會學與物理世界不一樣，物理世界中水到一百℃會沸騰，生物學則通常只講機率（可能），社會學更沒有嚴格規律可言。

很多事情的後果，絕不像人們想像得那麼嚴重。之所以耿耿於懷，走不出心理困境，因為你把它看得太重，又作出了錯誤的聯想。須知，很多事情從容應對，常能柳暗花明。中國人說的「車到山前必有路」「船到橋頭自會直」，多有智慧啊！很多憂鬱／焦慮的人，包括癌症患者，每每是錯誤聯想後，自己把後果想得很嚴重。其實，既沒有這個必要，也是完全缺乏依據的。

3. 難得糊塗

在今天競爭激烈的情況下，有時，難得糊塗反而更好。有一個事實，筆者有一個朋友是某大學的副校長，他帶隊到西藏去了，回來時給筆者打電話說：真想不通？西藏那麼多人，居然沒有精神病院，沒有腫瘤醫院，癌症的發病率也低……你說西藏文化水準很高嗎？自然條件好嗎？更不見得！筆者覺得一個原因就是藏傳佛教讓人們的心很安寧，安於現狀。這是一種合理的解釋，尼泊爾、印度的癌症發病率、死亡率都比中國內地低得多，也應該是同樣道理。

大家知道，魯迅筆下有一個阿Q，阿Q是一個丑角。但是，中壯年的阿Q不會生癌，也許會生腸胃炎，他糊裡糊塗、自我安慰，心裡總是自得其樂的。我們有時何嘗不應該自我阿Q一下，自我解嘲一下呢？特別是那些太認真的人，有時要學會自我調侃。這是平衡心理非常重要的一招，你任何事情都斤斤計較，「較」到後來，把自己的健康也給賠上了，真的虧大了。

筆者非常欣賞佛教的一段經典：「佛說：若要活得幸福些，只能活得糊塗些；若要活得長久些，只能活得簡單些；若要活得快樂些，只能活得平凡些。」不對嗎？因此，筆者常常把這段話送給許多活得太累，太不糊塗的朋友。

4.要勇於承認和面對現實

有很多人，碰到挫折時常耿耿於懷，往往不敢承認和面對現實。有個乳癌病人，她身材很高大，專程找筆者看病。一號脈，筆者說：猜你不是教師就是財務人員。她說：你怎麼知道？我是小學校長！筆者又說：憑我對你脈的判斷，你是一個極其認真的人，你這樣認真，是一位優秀的人，她說：你太神奇了！我對大家都很好，工作又認真，且生活沒有壞習慣，我為什麼會得這個病？而且，很快就復發轉移了。

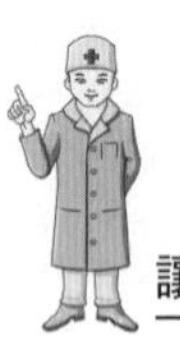

筆者說：就是因為太認真，什麼都看重，什麼都自己扛著，扛不動了，你才會生癌，而且，生了癌又耿耿於懷，不肯承認現實，所以控制得不好。她停頓了半天，說：教授，我想了這麼多天，一直沒想明白為什麼，你一下子把我點明白了！原先，我一直在想，上帝為什麼對我這麼不公正，為什麼我會生癌，就是沒有想到自己透支太多了。看來，必須承認和面對現實了！此事已過去快六年了，她現在控制得很好。

5. 活在當下

「活在當下」是一個時髦詞，年輕人喜歡說。這方面，成年人很多地方需要向年輕人學習，他們在某些方面的確代表著時代，不是說他們都對，但是成年人很多觀念可能是落伍的。

有個問題很有智慧：人的一輩子共有幾天？一種回答是：「三天！昨天、今天和明天。」三天中哪天最重要？「今天最重要」，昨天不可追，明天無法料；先把每一個今天過好，一輩子就會過得很好。要想過好今天，又要「會關門」，把通往昨天的後門和通往明天的前門都關緊了，人一下子就輕鬆了。

有個真實的案例：某病人姓倪，一九九八年得了左乳癌伴左鎖骨轉移。她說：我怎麼這麼倒楣，我們家庭經濟剛稍微好一點，就生癌了！而且，轉移了，你看，我倒眉不倒楣？當時，由於化療，她全身情況很差。她五月份初診時問筆者：能不能讓我活三個月？筆者說，這簡單，保證你活到年底！你為什麼要活三個月？她說：我知道自己不行了，女兒是我唯一希望，我就為她活著，她今年考高中，考進好的高中，我這輩子也算滿足了。後來，女兒如願以償，考上好高中。她又問：教授，你能不能再保我活三年？筆者說：為什麼？是不是想看女兒考上大學？她說：對！這就是我人生僅剩的目標了！筆者說能保你再活三年（因為當時她全身情況已大有好轉）。三年後，女兒真的考上地方明星大學。然後，筆者問她：還需要我保證什麼嗎？她笑了，就這樣，倪女士一直活著。

所以，身處困境中的人們，不妨先自我設置個短期目標，活在當下，努力爭取實現，然後，不斷提高目標，或者說，先從容地享受當下生活，而後，不斷延伸。就在這延伸過程中，你光彩的人生便不斷延續，生命價值就不斷提高。當然，短期目標應適度，不可定得太高，否則，好高騖遠，難以兌現，反受其害。

6.學會及時釋放壓力

釋放壓力的方法很多，例如，對無關緊要的事情，別操心；別輕易否定自己，多自我鼓勵；把自己的成功記錄在案，不時查閱，以資鼓勵；學會靜坐，幫助舒緩壓力；學會遐想，可短期內緩解緊張；常聽輕鬆愉悅的音樂可令人忘記煩惱；改變呼吸方式，可幫助舒緩緊張；別狼吞虎嚥吃飯，徒增緊張情緒；細嚼慢嚥則可緩解壓力。諸如此類，不一而足。

7.善於表達情感

善於及時表達情感、宣洩鬱悶是釋放壓力、走出憂鬱、維護健康心理的重要一環，這對男性顯得尤其重要。眾所周知，總體上，男性健康狀態不如女性（不能僅看表面的），男人罹癌及許多常見病的比率比女性高得多。這裡有很多因素，其中一個因素前已述及：中國男人強調男子漢，有淚不輕彈，不會嘮嘮叨叨。平時，女性喜歡嘮叨，東家長西家短的，嘮叨既是好習慣，也是壞習慣，因為嘮叨可幫助及時傾訴。人要學會傾訴，善於及時表達情感，傾訴是釋放壓力的重要途徑。

身心健康的維護需要建立非常重要的通路，就是及時宣洩、釋放。其方式很多——交朋友、看書、聊天、上網、遊戲（打牌）、琴棋書畫，也包括到大自然唱一通哭一場等，都可以，當然，要適度，這有許多好處，至少，有助於抗憂鬱。

8.多交朋友，取得有效的社會支持

其實，人和人的關係決定了你的價值，也決定了你的身心健康。有句俗語：「朋友是最大的財富」，身心健康中有「社會支持」理論。意思是人的健康標準還要看他在社會上的適應能力，社會適應就靠朋友。這個朋友，是在你困難時，隨時可以聽你傾訴；你相信他可給你幫助，至少可給你安慰，這就是社會支持。研究證實，人的一生中，一個可以隨時傾訴的朋友也沒有，這個人的健康是遲早要出問題的；一個人有三～四個可傾訴的朋友，他有了問題容易調整過來；一個人有六～七個以上可隨時傾訴的朋友，他即使有大問題，一般也能夠扛過去。當然，可傾訴的朋友和酒席上的朋友是兩回事。所以，一個人的社會支持度越高，患病及心身障礙的機率越低。

9. 培養多種興趣愛好

古代的大家閨秀，熱衷於女紅和琴棋書畫是有道理的，長期空守閨房，肯定要出問題的，而琴棋書畫等興趣愛好，實際上是一種宣洩途徑。今天退休的，興趣廣泛，肯定會活得好一點，也是同樣道理。故要培養多種興趣愛好，是支持健康的有效通路。這個通路越多，越容易健康。

10. 讀好書

讀好書可以養心，這是古今中外公認的。漢代大學問家劉向有句名言：「書猶藥也。」可以醫病；朱熹則說「學習優化情性」，讀一本好書，讓人心神寧靜如水，視

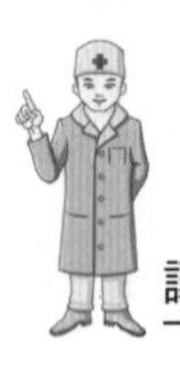

野開闊，益於健康。孔子一生坎坷，顛沛流離，活到七十三歲，讀書是他受益匪淺的養生之道；詩人陸游的切身體會是：「病中書卷作良醫。」「讀書有味身忘老！」各個年齡段有不同的書，我們強調，經常要讀些好書，有助於穩定情緒，優化情性。

11. 講究慢活

今天的許多健康問題，其中一個根源是人人踮起腳尖，拚命在追趕，生活節奏太快！因此，講究慢生活，應成為健康生活的主流。特別是健康有點問題的人，應該這樣想：上帝已經給了我一個享受生活的理由；我應該減慢節奏，學會做減法。我們有一個口號：「減法生活，儲存明天，投資健康！」

對於如何才能減慢生活節奏，後面的章節將有所涉及。

12. 瞭解週期性生理規律

大家知道月經就有週期性變化。其實，任何人的情緒、心理、體力都有著週期性變化。有一段時間情緒好一點，有一段時間情緒差一點，就像天有陰晴一樣，很正常。所以，低潮時，要這樣安慰自己：這只是自己的生理低潮，很快就會走出來！高潮時，則要努力享受生活，享受創造。但千萬別低潮時消極地自我暗示：怎麼了！我怎麼這麼不行了？一定是出大問題了！如此，只會徒增苦惱與焦慮，甚至變生他病。

13. 授人以寬，收穫鬆弛

生活中，許多人往往感到活得很累，大家不理解，不配合，處處不順心。一句話，活在緊張氛圍中。對此，建議學會營造寬鬆氛圍（包括家庭、單位），要善於給別人寬鬆（包括給子女、家屬、同事、部下寬鬆）氛圍，潛移默化地讓別人回報你「鬆弛」。今天的心身健康問題，核心是壓力、緊張、挫折。我們觀察到，越是人際關係緊張，問題越嚴重，所以，要宣導從給人「寬鬆」做起，營造良好小環境。

有沒有想過，作為主管的，你給他人寬鬆一點，作為父母的，你給子女寬鬆一點，日長月久，他們回報你的很可能就是「鬆弛」。你老是嚴格要求他怎麼怎麼樣，對他要求越嚴，他對你要麼冷淡，要麼反抗，要麼逃避，或者陽奉陰違，所以，寬鬆的氛圍需要每一個人來營造，而且，首先從你做起。這不僅僅為了人際關係的和諧，也可以確保你的身心健康。事實上，很多麻煩是自己找的。

14. 注重人文環境呵護

現在，人們開始注重自然環境了，但仍不重視人文環境。中國的人文環境需要大的改變。我們的人文環境及氛圍普遍不理想。

舉個簡單的例子：多年前，我們發現某公司，中老年知識份子的癌症發生率高達

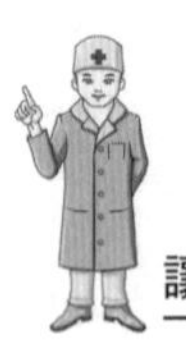

百分之二十八，深入分析後，發現並非污染所致，重要因素之一是「文人相輕」，處於爾虞我詐的人文小環境中。因此，注重人文環境問題應該被正式討論。首先，可以從小環境改變開始，從你家裡環境的改變開始，從你辦公室氛圍的改變開始，這樣，大家都可以活得很輕鬆，你的壓力也可以減輕很多。

記住，潛在地過分苛求別人，或傷害別人，同時也意味著你本人易受到傷害。所以，人文環境及氛圍的改變是每個公民的職責，這個改變對你是有直接益處的，尤其是你的身心健康。

15. 必要時可改變一下環境

必要時，脫離工作一段時間，或換換工作，或改變一下生活及居住環境，包括踏青旅遊，都不失為安頓心靈、舒緩壓力、調整情緒的好方法。現在畢竟不像以前了，只能是螺絲釘釘在一個地方。朱丹溪治療陳狀元之弟，因為狀元未中，失意不已，患了癆病（類似於肺結核），丹溪醫師只是讓其兄給他易地而居，找了個山清水秀的地方靜養，不藥而癒。

16. 常飲當時令淡綠茶

從保健角度，建議常飲當時令淡淡的綠茶，因為綠茶是好東西。有國外學者專門比較了美國、中國、英國、俄國四大國的生活方式，認為蘇聯的居住條件是可以的，英國人穿得很講究，美國人吃是可以的（吃比較簡潔），中國人的飲（喝茶）則絕對比碳酸飲料及啤酒要好。中國淡淡的當時令綠茶中有很多很好的成分，包括抗氧化的、防範癌症的、延緩衰老的。

17. 秋冬天多晒太陽

現在的藍天越來越少，人離自然也越來越遠，尤其是秋冬天，人們都龜縮在暖房裡。所以，增進健康要強調多晒太陽，特別是秋冬天，多晒太陽絕對是增進健康、改善睡眠、穩定情緒的好辦法，也可以抗憂鬱，改善焦慮，增進免疫力等。人類真的要學會充分利用自然界給予的恩惠。

18. 適度的戶外活動

今天的人類，腦力勞動越來越多，精神壓力越來越重，但和自然界的親密接觸卻越來越少，而且，人們都過著反季節的生活，冬天穿得越來越少（暖氣開大了），夏天穿得越來越多（冷氣調太低了），都變成暖房裡的花朵了，弱不禁風。因此，要多做適度的戶外活動，有太陽就多利用，經常散散步，進行些肢體活動，以體力活動來拮抗腦力疲勞，這是最簡單的身心保健措施。在戶外散步時，你的心情就輕鬆了，更

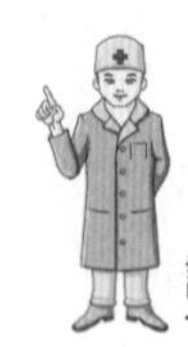

加陽光了，還可幫助調節情性，增強體力及免疫力，所以，這是最簡單、最實用的身心保健措施。

戶外活動還有助於減肥。今天的肥胖是很多病的元兇，包括癌症等。國際抗癌聯盟說，「酗酒和肥胖是癌症的元兇」，戶外活動至少可以減少肥胖發生的機率，還你一個相對健康的身心及體魄。

以上這些環節是相互組合、前後銜接的；且從釋放壓力開始，到走出憂鬱，到穩定情緒，直到優化個性，則又是步步遞進，層層深入的，且需要持之以恆。如到了個性優化階段，則你的身心狀態或許會有質的飛躍！

第二篇

阻擊慢性病，防範生命「大決堤」

物理學定律是簡單的，而自然界其實是複雜的；複雜系統的突變行為遵循某種簡單的模式。而自組織臨界理論是迄今為止唯一可以解釋複雜系統如何產生及變化的一般性理論概念。

——巴克（Bak，美國複雜系統科學家）

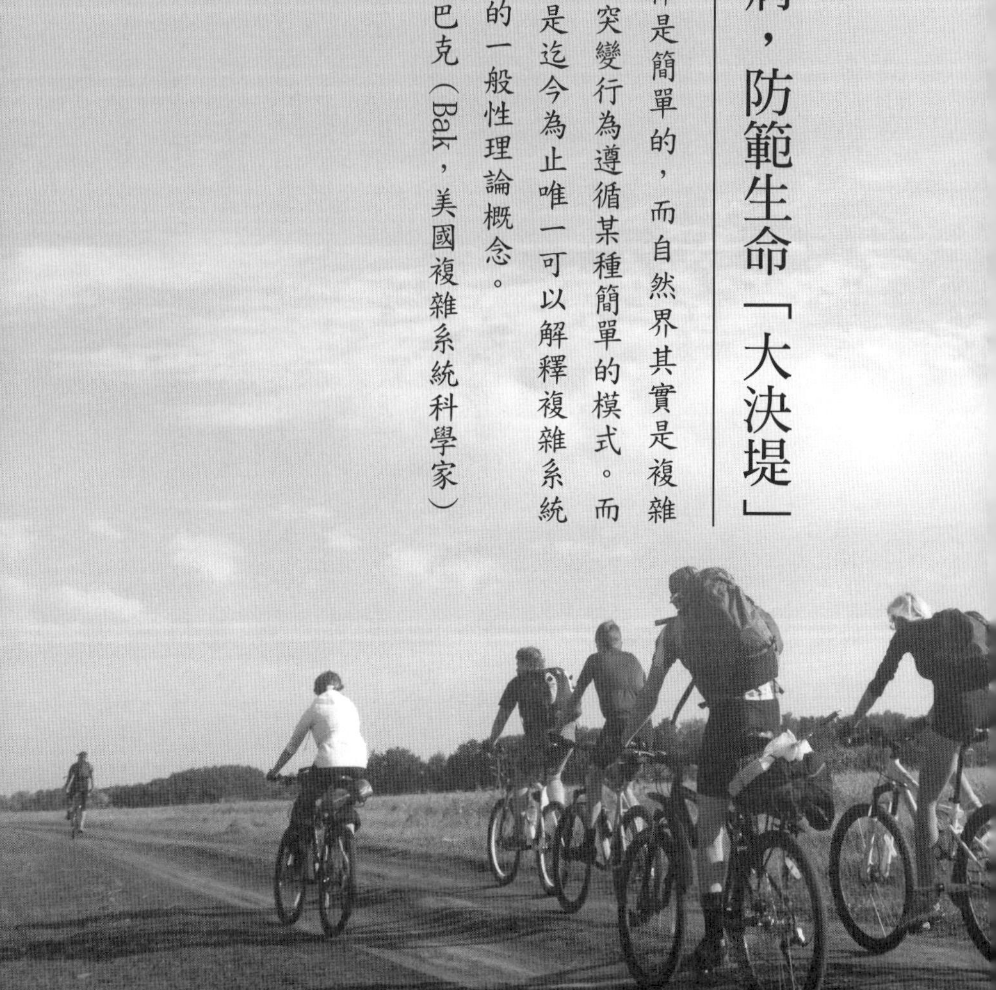

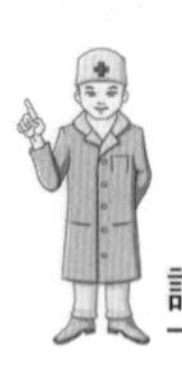

我們總說不良的生活方式可以致病，但又往往沒法很好地解釋生活方式如何致病。例如，誰都知道：多吃肉可以導致冠心病，但最多的地方冠心病的發病率卻遠遠低於食肉不多的地方。何也？難以解釋！

對此，筆者要提出一個觀點：生活方式致病，常常不是單一因素所致，也不是多因素簡單相加，而是諸多因素綜合疊加（這個「疊加」，我們稱為「同花順」現象）——疊加到一定程度，一個小事件可導致整個身體狀態巨變，迅速出現諸多症狀，而在這之前，常看不出蛛絲馬跡，這類似於典型的「沙堆」效應，也表現出了非常典型的「複雜系統」特徵。因此，仍套用傳統物理學理論來解釋慢性生活方式疾病，往往就「捉襟見肘」、難以服人了。

現在複雜性科學已經提出了一整套解釋：叫「自組織臨界理論」。二十世紀八、九〇年代，美國有個叫巴克的系統學家有鑒於「沙堆」現象，提出了該理論解釋。他認為：我們身邊的大部分現象都不能用傳統物理學定律來解釋，傳統物理學定律強調的就是因果論，簡單的、線性的、因果關聯的。

他發現複雜系統發展到某種狀態（他稱其為「自組織臨界」狀態），會在某個簡單因素作用下，整個系統突然出現巨變，因為系統中一部分受其他部分影響，就像「多米諾骨牌」效應一樣。他從小孩子玩沙堆中受到啟發，孩子堆沙子，前期很穩定，越堆越高，堆到一定程度，再加沙粒，整個沙堆就會出現鬆動（紊亂），最後一粒沙粒再上去，則可誘發整個沙堆突然的「崩潰」。其實，「蝴蝶效應」講的也是這個道理。而生活方式疾病，也有兩個特點：「疊加效應」和「沙堆效應」。

一、別湊齊最後一張「牌」

千丈之堤，以螻蟻之穴潰；百尺之室，以突隙之煙焚。

——《韓非子・喻老》

駱駝，會被最後一根稻草「壓死」

生物學領域同樣存在著明顯的「蝴蝶效應」。我們通常說：「駱駝會被最後一根稻草壓死」，這就是「蝴蝶效應」。臨床觀察證實：很多慢性疾病的發生，呈現出我們前面說的「同花順」現象，是一連串事件的「疊加」，促使它走走停停，走到了「臨界點」；然後，最後一個小事件（且很可能是「小機率」的），則可能誘發重大的變遷，導致了健康大事件的發生（突變）；這個小事件，就是壓死駱駝的最後「一根稻草」。

因此，我們防範疾病，守住健康，就要防範一些看似不重要的小事件，包括防範一些不顯眼的小機率事件。因為這些小事件的避免，往往可以阻止大的惡性後果的產生。要做到這一點，又需要具備一定的健康常識。

尤其對於那些心腦血管疾病——含高血壓、冠心病、心肌梗塞、有腦中風、猝死可疑的高危人群，也包括那些有糖尿病、癌症等發病危險者。而心腦血管疾病的高危人群通常有以下一些基本特徵：偏於肥胖，好食肥甘，平素較少活動，工作壓力較重，長期專注於工作或事業，身體耐受性又較好，很少叫頭痛腦熱者。

對這些人來說，防範一些小事件或者小變化就顯得尤為重要。下面這些症狀或者徵兆的出現，至少可以說是一些常見的、值得他們重視的「小事件」。

持續疲勞，應及時休息調整

我們的研究證實，百分之六十五的人經常有疲勞現象，另外有百分之二十~百分之三十的人有經常持續性疲勞。可見，疲勞是現代人非常普遍的現象。

持續性疲勞指連續三個月以上的沒有緩解的疲勞。此時，要引起高度注意，儘快沒有任何理由和藉口地停下工作，適當休息調整。

特別是持續疲勞幾個月後，近一段時間疲勞感明顯加重，早晨起來就四肢沉重，遲遲不想起床，或者動彈四肢都感到不適，稍有停頓，則哈欠連連。這類人居然占了百分之七．六（總是）到百分之二十六．一（經常會）。這是身體在發出「嚴重警告」了！此時，再緊要的事情都必須放一放，休息已成為第一要義了。否則，生命堪憂。

我們注意到，回顧性分析：猝死的人中，有百分之三十～百分之四十在急性發作或發病前都有一段時間出現困乏無力，嚴重的疲憊不堪。這時，唯一的重要措施就是放慢節奏、學會休息、做出調整。此時，千萬不能再逞強了。通常，休整一段時間，也許症狀就緩解了。必要時，也可尋找醫生幫助，做出系統檢查，已明確原因的應及時給予相應的藥物治療。

休息後，疲勞還無法緩解，或者同時伴有間歇性胸部悶痛或憋悶感的，須及時就醫，檢查有否心腦血管等的問題，並儘快作出相應的醫療救護。

千萬告誡自己別逞能，認為自己還年輕，不會的！或有僥倖心理，或者信奉「輕傷不下火線」這類戰爭年代的陳腐觀念。須知，生命是自己的，生命又猶如花瓶，十分脆弱，一旦出問題了，即便修復（搶救）回來，也已是破花瓶了。

著名的管理學大師卡內基曾經說過一句名言：「真正的生活強者，是那些既在經營管理中展現出高超水準的，又在生活中懂得調整的聰明人！」值得深思。

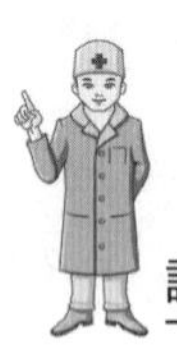

虛弱兼虛汗頻頻，應善做調養

臨床上還有一個特別值得重視的症狀是：如果一段時間中自我感覺非常虛弱，總是會出虛汗，一陣陣的，且多為冷汗，白天晚上都可出現，汗不一定很多，持續時間也常常很短，這種情況也是身體在發「警告」信號了。調查中，居然有百分之四十六的人群會偶爾出現這類情況。

除去一些更年期女性外（她們不光有虛汗，還有燥熱、面部生火、脾氣暴躁等），這種情況通常會出現在一些潛在的糖尿病、冠心病、心肌梗塞等的患者身上和某些癌症發病的早期。我們發現上述患者中，部分人在發病前三～六個月往往會出現這類徵兆，此時迅捷做出調整，或許還可以「挽狂瀾於既倒」。至少，此時緊急應對，可不至於讓問題（事態）發展到十分棘手的程度。

因此，出現這些狀況（排除了更年期反應後）應立刻尋求醫生支持，自己則應該迅速調整。要點就是放慢節奏，適度休息；或進行必要的身體檢查，做出一些醫療診治。通常，若非大病先兆，中醫方法為主的治療，往往兩、三個月便能收效；即便是大病先兆，中醫學調整配合西醫學檢查，也能避免最壞的結局出現。

健康生活首先是有品質的生活，即便是沒有大病，虛弱和虛汗頻頻也是一種讓人非常不愉快的體驗，值得重視，並採取必要的措施加以改善。

間歇性胸悶，應迅速消解或釋疑

間歇性胸悶往往有可能是冠心病和急性心肌梗塞發病的先期徵兆。調查發現，有百分之五十三～百分之五十五的人出現過胸悶或心慌等的症狀。其中，部分很可能是冠心病等發作的前兆。對此，鑒別的要點在於：如果是疲勞後或者情緒激動後發生的，或者因為疲勞及情緒亢奮加劇的，那它和冠狀動脈的堵塞，心肌梗塞的發生關聯性更高一點，危險性更大些，一定要引起高度重視。如果說在持續疲勞基礎上出現這一症狀，休息片刻似乎有所好轉，或者還伴有虛汗或冷汗，那更需要注意；這時候，僅僅休息已經不夠了，須立即就醫，而且，應該選擇向有經驗的大醫院求助。

如果間歇性胸悶胸痛部位不固定，或者僅僅是偶爾的刺痛一下，與疲勞、勞累及情緒波動前後沒有太大的聯繫，那可能與冠心病的關聯性不是很強，或許只是肋間神經問題，或者是情緒憂鬱所致。但不管怎麼說，間歇性胸悶胸痛的，應該尋求醫生幫助，或者做一些身體檢查，總之，須加以防範。

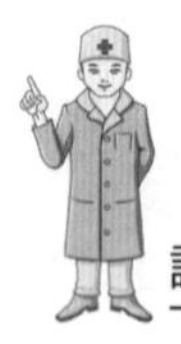

骨節疼痛，應予重視

臨床上，骨節疼痛很常見，很多人會馬虎地認為這個沒有什麼，也許只是勞損之類的。但實際上，臨床不少癌症患者，特別是肺癌患者，他的首發症狀不是咳嗽，而是關節酸痛，莫名其妙地關節酸疼。乳癌、膀胱癌、腎癌、肉瘤等的患者中這類情況也較常見。因此，對於任何部位的骨節酸疼，由輕加重，疼痛部位固定不移的，且疼痛可持續，或輕或重，入夜常常較重者，一定要引起充分重視。而且，如果常規檢查查不出什麼原因的，不要忘了做腫瘤相關的檢查。包括與肺癌、乳癌、腎癌或者骨肉瘤等相關的腫瘤學系統檢查；也可以做骨掃描之類加以明確。總之，應給予充分的重視。

有的情況下，骨骼已經發生較為嚴重的病變，但原發的癌症病灶卻很小，這時候，如果積極處置，癒後還是很好的。千萬不要誤以為是「勞損」，馬馬虎虎對待。其他一些部位隱隱作痛，而且是持續性的，特別是腰部等，都要引起重視，這個和上面說的骨節酸疼常常是一個概念，也很可能是某些病變的徵兆。

疼痛，是身體發的警告信號，要給予足夠的重視，除非明確是勞損性的，只要對症處理即可，但仍需定期追蹤觀察。

腳筋酸軟，常非小恙

臨床上，我們發現一個症狀比較特別，值得重視，就是雙腿發軟，中醫學說的「骨筋酸軟」，是下肢的脛骨處又酸又軟，特別到了下午，容易加重。如果本身有肝病史，或者肝臟不太好，或者偶爾還有牙齦出血的，或者是原本還是肝硬化患者，這些都需要特別注意，這很可能表示肝臟病變有了一些發展。尤其是開春以後，出現這類徵兆的，一定要尋求醫生幫助。門診中，我們就曾經發現過多例這樣的患者，幾個月後一查，發現已朝肝癌或肝病發展了。其實，中醫學古籍中就指出了：「脛骨酸軟」需要重視。

應對方法，首先是適度休息，至少說明肝臟可能「提抗議」了，它累了！承受不了了；其次，做一個全身檢查，特別要查一查肝臟情況。

何以春天發病尤其值得重視，我們發現，中醫學說「肝主升發」，與春氣相通；其實，肝臟病變，多少有肝炎病毒在作祟，肝炎病毒春天更易活躍，就是這個簡單的道理。因此，肝臟不太好的人，我們臨床一定叮囑他在春天時節別太累了。

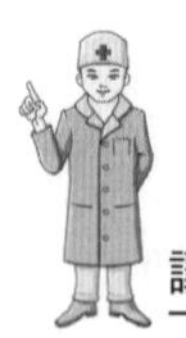

持續失眠，須努力改善

失眠是現代都市人的常見病。有資料認為，都市裡百分之四十～百分之六十的人有經常性的失眠，其中有百分之二十～百分之三十的人屬於較嚴重失眠，曾經歷過失眠者可高達百分之八十。如果只是睡眠不深，自認為失眠，但第二天早晨起來，思維還算清晰，精神狀態還算可以，白天也沒有怎麼特別地無精打采，那麼，失眠不算嚴重，可以透過加強體能活動等加以改善，倒不是一個特別大的健康問題。但千萬注意，如果一段時間持續失眠，白天精神不佳，情緒低落，腦子老是脹鼓鼓的，或者悶悶的、暈暈的，那就需要注意了。可能是許多健康問題的先兆。

臨床中，我們發現女性癌症患者發病前一段時間有百分之四十～百分之六十者處於嚴重失眠的狀態，男性患者則占了百分之二十～百分之三十，所以失眠不是個小問題。失眠症狀的改善，至少能夠大大提高生存品質，增強體力，提高生活舒適度，並減緩一些可能潛在的慢性病病程的發展。

而失眠的改善，應該中西醫藥物和行為相互配合。年輕時，筆者剛剛進入大學時也曾經有過非常嚴重的失眠，有一夜甚至服用了八片安眠酮（一種二十世紀七十年代常用的安眠藥），但沒有解決問題。後來，加強每天長跑運動，臨睡前冷熱水交替洗澡，偶爾配合一些中西醫安眠藥，不久情況便得到了明顯的改善。

反覆感冒，不可馬虎

一段時間內經常容易感冒的人，至少表示你這段時間的免疫功能失調，或者免疫力低下；也有可能是其他疾病的前期症狀。因此，原本健康狀況還可以，卻變得特別容易感冒者，須引起充分重視。

中醫藥治療單純的反覆感冒效果是不錯的，可用玉屏風散、補中益氣丸之類中成藥，或靈芝提取物之類保健藥，都有很好地改善反覆感冒的作用。但如果一段時間內突然明顯表現出特別易感冒的話，除了改善症狀外，還需要留意，會不會有其他問題，因為這也是個徵兆。必要時，可做一個系統檢查，或者尋求有經驗醫生的幫助。

頭昏耳鳴，可釀大禍

臨床上，頭昏頭暈人們經常碰到，所以，很容易被忽略。例如，調查顯示，百分之四十九的人群會偶有耳鳴，頭暈更是常見，尤其在中老年女性中。如果睡眠良好，沒有特別原因，卻經常出現明顯頭昏耳鳴者，那麼，應該首先查查血壓是不是升高了，特別是頭昏同時伴有頭部的強直感，而又有後腳底軟，走路飄飄然者，很可能是

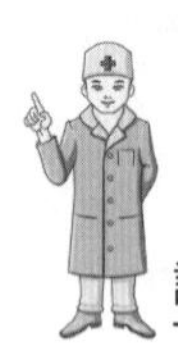

血壓驟然升高了，要引起充分重視。

腦血管病（不管是腦血管痙攣、腦供血不足、出血性／缺血性腦中風）、腦部占位性病變等都以頭暈耳鳴為前期徵兆，因此，不可掉以輕心。如果症狀持續存在或短期內迅速加重，應儘快尋求醫生幫助，做必要的檢查。做一張腦部 CT 或 MRI 就能幫助明確診斷或鑒別診斷，萬一是腦中風，早防範遠比出現症狀後再搶救來得積極和有效。

經常有頭暈耳鳴的，平素應該注意腦部保暖，特別是寒流來臨前夕，同時避免劇烈的情緒波動，經常用熱水臨睡前泡泡腳，亦不失為一個預防性的好措施。

此外，經常食用天麻或銀杏葉提取物，包括靈芝提取物等，都有一定的保護腦血管功能，可以長期少量服用。

若症狀以腦部疼痛為主的，則必須以 CT（斷層掃瞄）或 MRI（核磁共振）等的檢查，明確檢出腦部占位性病變，否則，後患無窮。

消化道症狀，並非無關緊要

消化道症狀也許是人群中最為常見的症狀。例如，我們的調查顯示，13% 的人群會總是感到胃不舒服；百分之六十八的人群，偶爾會出現腹瀉等；而食後腹脹，則可以說是五十歲以上的男性百分之六十～百分之七十、女性百分之三十～百分之四十都會出現，尤其是晚餐後。因為人體內胃腸道最為「辛苦」，酸甜苦辣、冷熱軟硬都由它承受著，處理著。五十歲以上的人，它已整整為你「服務」近二萬天了，疲憊了，功能低落了，也可能「消極怠工」了，都可以理解，更可能出「故障」（生病）了。

中老年人消化道疾病大大增加，特別是消化道惡性腫瘤，每每倍增，因此，對於消化道症狀，切莫等閒視之。而且，消化道症狀不僅僅是胃腸道，還可能涉及膽、肝、胰、十二指腸等，因此，不可得過且過，應及時就醫。

胃腸道的保護，應該從年輕開始，應該從一日三餐做起。到了中老年，則應該及時改善不適症狀，同時更注意攝食方式及飲食物等的問題。

唐朝柳公權是著名的書法家，他活到高壽八十多歲時別人請教他長壽之道，他說：他「從不以胃去暖寒物」。也就是說，從來不吃寒涼或寒性的東西，這的確是胃腸道消化功能保護的一個原則。

其次，中老年人尤其強調細嚼慢嚥，如此，既能刺激唾液分泌，鍛鍊面部肌肉，減少皺紋，延緩衰老，充分咀嚼又能促進胃液分泌，同時將食物磨得極細，有助於消化吸收，減輕胃腸負擔；慢咽過程中還能促進胃體內形成保護胃壁的蛋白膜，預防胃潰瘍；慢咽時食欲中樞會及時發出指令，產生飽腹感，避免過食發胖。此外，有助於

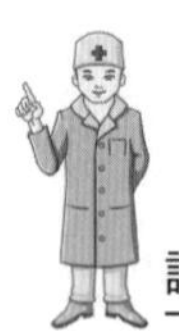

降低餐後血糖，且能緩解緊張、焦慮等情緒，讓人愉悅。而狼吞虎嚥已被證明是食道癌、賁門癌及胃體癌發生的危險因素。

食物宜軟而易消化，過食油膩、刺激性的、重味的、燒烤的均非所宜。少吃一口，多活一天，香甜一宿。因此，中老年人，午餐七分飽足矣，晚餐五、六分飽夠了，如此，腰帶也不會長，壽命則可延長。

時常用手暖暖胃，揉揉中脘部，不失為一個保護胃腸道的簡單易行方法。如仍有不適，枳朮丸、香砂六君丸、參苓白朮散等都是有效名方，可以選用。

千萬注意，如果胃脘部不適，治療後改善不明顯，需要考慮是否膽、肝、胰、十二指腸等的病變，必須進一步尋求專業醫師支持。

便祕事小，後果堪憂

很多人認為：便祕乃私密之事，無關輕重。其實不然。臨床中約三、四成的女性有便祕，男性中則少得多了。從長遠考慮，便祕必須及時加以糾治。因為它既加速了容顏衰老，也可導致腸癌等惡疾，老年人更可能誘發腦中風或腦血管意外。

要糾治便祕並不是非常難的事情。第一，要養成每天及時上廁所的習慣；第二，要經常順時針方向揉揉腹；第三，短期內可以借助一些中成藥，一旦順暢了，可逐漸減少用藥；第四，多補充膳食纖維。

我們臨床觀察證實：女性腸癌患者中早期存在持續便祕的非常常見。可以說，它是女性腸癌的危險因素。因此，女性長期便祕者，如果發現便祕加重了，大便形狀改變了，需引起充分重視。

特別強調，老年人應力戒便秘，便秘很可能誘發腦中風或腦血管意外。對此，一要從根本上改變便秘情況；二可以借用藥物等方法。

另外，有新的研究，世界衛生組織強調：便得快也是健康標準之一；而且，不再主張每天一次大便，兩三次亦無妨，關鍵是要排得暢快，可及時排毒。

參數異常，不可小覷

在我們所進行的健康指數調查中展現出：很多人（近半數）對自己的生理參數毫不知情，甚至沒有這個概念。其實，生理參數管理是國外健康管理非常重要的一部分。

所謂生理參數，牽涉到很多方面：既包括血細胞數，又包括肝腎功能等，還包括我們經常說的「三高（血脂、血糖、血壓）」或者「五高」（或加血黏度、高尿酸，或加高體重、快心率）指數等一連串的指標。這些指標的變化，往往表示著體內某些

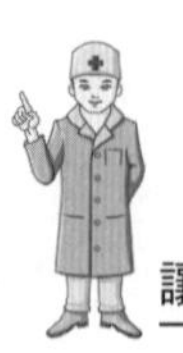

生理功能的改變，很可能是某些疾病的早期徵兆。比如說，血糖的升高、糖化蛋白的升高，往往表示糖尿病的前期；某些肝功能指標的改變，往往表示肝的損傷；血脂增高則代表著脂類代謝的紊亂；膽固醇的增高可能是一些慢性病的前期症狀。因此，國外成熟的健康管理，往往非常注重這些資料的管理分析；透過動態的分析比較，指出生活方式的調整，從而幫助監控或阻斷諸多慢性病的發生與發展。

調查證實，很多人對這些參數不當一回事。因此，急需加強宣導，提高人們這方面的自我意識，每年進行常規體檢，來瞭解這些數字，然後，可以針對性地採取預防措施。這個就叫做「線性干預」，透過因果的「線性」阻斷，防範它進一步發展成某些慢性病。比如血糖高了，糖類的攝入就需注意；如血脂高了，脂肪類攝入需要減少，諸如此類等。健康參數異常，不可小看。

情緒低落，勿予忽視

人是情感動物，就像月有圓缺，天有晴雨一樣，人也有情緒的高潮或低落。持續的低潮，很可能發展成憂鬱症，持續的亢奮也有可能發展成其他精神疾病。因此，對情緒的變化要引起重視，防患於未然。

人們不可能讓情緒始終維持在某一種狀態。但持續的偏低落，應引起重視。這種重視，其實方法很簡單：當你覺得最近一段時間情緒不好時，應該這樣正性地鼓勵自己：第一，這只是週期性情緒變化的低潮期，低潮很快就會過去的。第二，要做一些能夠讓自己興奮的事，且短期能夠成功的，以激勵自己。第三，這時要學會多和朋友在一起，特別是那些正性的、積極向上的朋友。交朋友也需注意，要多同有正能量的朋友接觸；而相反的，總是找你傾訴的、情緒多半負面的，這段時間少接觸為妙。第四，這段時間可多郊遊，多在田野中走走，多接觸大自然，或者多約好友一起上街逛逛，感覺也許會好得多。

還有一個小訣竅，就是居室的燈，盡可能開得亮一些，光亮環境中，情緒更容易正性些。陰雨天、陰霾天往往憂鬱高發，也是這個道理。

此外，此時看書也多看一些積極上進的，而不是那些纏纏綿綿的、傷感的。

總之，情緒的問題需要防範，除這些簡單方法外，也可以用些中藥調整，包括吃點有解鬱功能的逍遙丸、靈芝片以及穀維素之類的，都有幫助。

如感覺比較嚴重時，短期使用抗焦慮、抗憂鬱藥，也可以考慮。其實，這類藥物並不像人們想像得那麼可怕，它們通常副作用很小，且改善後可及時停用藥物。

情緒低落時，暫時改變自己的工作環境和工作重點，有時也有幫助。

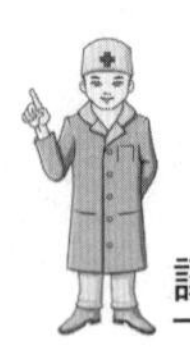

「三明治」式的健康管理新模式

總之，守住健康，防範疾病，需紮好籬笆，這要從平時做起。就像守住大堤要及時堵住蟻穴一樣。要從平時做起，牽涉到幾大環節：一是從多個方面和環節切入：如從飲食、體能、心理、工作狀態、人際關係、起居作息等各方面；二是從一些指標參數的管理開始，做一些針對性調整，所用方法不完全是借助藥物，也包括對生活方式的改善；最後，還應該包括前面所說的對疲勞、虛弱、冷汗、失眠等不良狀態的努力調整。

把三者相互結合，可以幫助你既維持一個良好的、較高品質的生活狀態，又可以防範很多慢性疾病的悄然來襲，更可助你守住健康、延年益壽、盡享天年。

這三者的相互結合，就是我們宣導的、帶有中國特色的健康管理新模式：多環節切入＋狀態調整＋線性干預。其中，多環節切入是展現了大醫學的新概念，把生活方式、行為心理等都納入了保健防病之中；狀態調整則是中醫學的傳統優勢，可以充分借助中醫藥學的方式方法；線性干預則又折射出現代醫學的長處，針對性地干預，解決因果關聯問題。而聰明有智慧的養生者，則善於將三者相互結合，達到最佳的綜合治療效果。

二、「福相」非福，常惹災禍

肥胖，文明進步的副產品，現代人類健康的萬惡之源！

——筆者題記

肥胖，現代版的健康「潘朵拉魔盒」

古希臘神話中，潘朵拉出於好奇，打開一個「魔盒」，結果，釋放出人世間的所有邪惡：貪婪、虛無、誹謗、嫉妒、痛苦等。肥胖也一樣。它既是現代文明進步的副產品，又是當今人類健康的萬惡之源。從肥胖一直可以延伸出或發展成一系列致命而可怕的疾病：冠心病、高血壓、糖尿病、心肌梗塞、代謝綜合症、脂肪肝、腦動脈供血不足、嚴重的肝腎功能不全等，甚至許多惡性腫瘤。國際抗癌聯盟十年前就強調：肥胖與酗酒，是都市癌症高發的「元兇」。

可見，說肥胖是現代人類健康的「潘朵拉魔盒」，一點都不為過。

難以管控的增長趨勢

更令人難以接受的是：肥胖好像成了難以管控的發展大趨勢，似乎人人都有可能

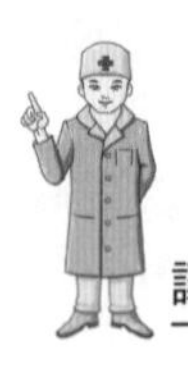

趨於肥胖。以美國為例，前已述及：美國人研究後認為，在全球（主要是先進國家）比較中，其期望壽命最短，健康（綜合）狀態最差，而且，各種慢性病高發，都集聚在五十歲左右的人群中。分析後發現，導致這一惡果的主要原因就是肥胖。全美國三分之二的人處於超重或肥胖狀態，其中，超重或肥胖各占三分之一，只有區區的三分之一美國人體重正常。而且，三分之一兒童就已經出現肥胖趨勢。到二〇三〇年時，還將增加三千二百萬肥胖者，肥胖率將高達總人口的百分之四十二；其中，體重超標四五公斤的嚴重肥胖者，其比例將達到百分之十一。在美國的有識之士看來，肥胖已經是危及美國國家安全的大事，而不只是健康難題。

說肥胖難以管控，可能還用詞太輕；說是脫韁的野馬，也許更為妥帖些。

防範慢性病的「肯綮」

很明顯，肥胖絕不是個體型問題，更是個與冠心病、高血脂、高血壓、糖尿病、部分癌症及中風、猝死等疾病緊密相連的健康災難！而且，它往往是作為誘因或直接原因，促使了這些健康問題的發生；嚴重加劇了對人類的健康及生命威脅。例如，研究已經確定：肥胖直接增加了糖尿病、心腦血管疾病患病風險。

二〇〇八年一期的《柳葉刀》發表了英國曼徹斯特大學安德魯・勒內漢教

授的研究結論：體重超標將提高二十多種癌症的發病率。他們調查了二十八萬二千一百三十七份病例。顯示體重指數的增加與男性食道癌、甲狀腺癌、結腸癌和腎癌等高發顯著相關。體重指數每增加五，食道癌、甲狀腺癌、結腸癌和腎癌發病危險分別增加百分之五十二、百分之三十三、百分之二十四和百分之二十四。對於女性，體重指數的增加與子宮內膜癌、膽囊癌、食道癌和腎癌等高發顯著相關。BMI每增加五，子宮內膜癌、膽囊癌、食道癌和腎癌發病危險分別增加 百分之五十九、百分之五十九、百分之五十一和百分之三十四。

鑒此，哈佛大學公共衛生學院的沃爾特・威利強調：隨著吸菸率的降低和肥胖率的進一步升高，肥胖將在不遠的將來超過吸菸，成為致癌的首要因素。因此，欲阻止冠心病、高血脂、高血壓、糖尿病、中風（猝死）及部分癌症的發生，需從管控肥胖切入。管控肥胖目前已經成為世界性的醫學難題。

管控肥胖，當今保健的第一要義

有學者預測：如果從目前傾注全力，有效管控肥胖，十年後可減少五分之二到二分之一慢性病的發生或發展，降低百分之三十五～百分之四十五的社會健康及醫療開支，提高人均期望壽命五～七歲。美國北卡羅納大學肥胖中心主任波普金教授則認為：在未來五～十年內，肥胖將會減緩經濟的增長速度。

其實，管控肥胖，可以說是當今社會呵護健康的第一要義。從這個角度說，管控肥胖涉及了國家發展戰略，一點都不過分。

大洋彼岸的美國已經大有動作。第一夫人蜜雪兒．歐巴馬在白宮發起了「讓我們動起來」的全民減肥運動。美國半數以上的州正在討論一百四十多項抑制肥胖的法案，國會也在考慮對「垃圾食品」徵收「肥胖稅」。

歐洲一些國家也意識到全民肥胖是國家災難，正試圖採取措施，加以防範。

我們也必須積極行動起來，阻斷肥胖像瘟疫般地在芸芸眾生中蔓延！

需知「肥」之所成，方能有所管控

沒有人願意肥胖。而之所以管控肥胖乏力低效，在於對當今社會肥胖形成的因素認識不足。

誰都知道，由於經濟富裕起來，人們的飲食結構發生了根本性的改變，並缺乏運動，導致過度的能量的攝入和消耗的驟減，以致肥胖者逐年增加。

但問題並沒有這麼簡單。波普金教授認為：與其說是飲食的過量和身體的慵懶，不如說是人類身體結構本身和現代化之間無法調和的問題，最終導致了肥胖的驟增。

也可以這樣說：是身體極其緩慢的進化及現代化飛快的變遷之間的問題。

波普金教授三十年來一直關注中國的肥胖問題。他同步調查了中國、美國、墨西哥和印度。中國原本是以飢荒為主（印度、墨西哥也一樣），但最近截然不同了。他到了中國農村，發現村裡小孩子也在狂飲碳酸飲料，沉溺在電視前，吃著薯條等垃圾食品。他認為隨著超市的出現和生活方式的轉變，低收入群體能以更加低廉的成本得到高熱量的食物和飲料，迅速「被催肥」了。他還發現，中國人均消費的植物油數量，是世界上最高的，尤其是低收入人群消費的植物油，短期內有很大增幅；此外，碳酸飲料、咖啡和果汁等對肥胖人群的增多也起了促進作用。

波普金教授指出：「被改變」的生活也是促使國人「增肥」的重要原因。例如，二十年多前，人們習慣於晨運，現在很多人睡到上班前；二十年多前，人們步行或騎自行車上班，現在乘捷運或者公共汽車出行；二十年多前，大多數人的工作都需活動四肢，現在更多的只是坐在電腦前，活動雙手；二十年多前，很少有人知道什麼是零食，現在大多數人每天都在吃零食。一九八九年，從事較低體力活動的工作，只占百分之二十八六；而到了二〇〇六年，這一數字增長為百分之四十二·四。他還分析發現，因為零食的攝入，人們在週五到週日之間，平均每天要比其他日子多攝入一百一十五卡路里的熱量。種種因素，最終導致了一個結果：肥胖人群的快速增多。

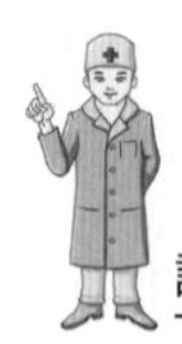

減肥：需多個環節切入

很明顯，對於過重的人來說，只靠節食已很難達到減肥的目的，關鍵是要制訂一套全面的計畫，從多個環節切入，且持之以恆。

當然，管控肥胖的最重要一環，是控制飲食總量的攝入。

我們前面不厭其煩地傳遞了「少吃一口，多活一日」的健康新概念。在此，仍需強調限食的重要性。限食包括一日三餐的總量適度限制，年輕人體重偏重的，就應該信奉「七分飽，剛剛好」，中老年人更是應該恪守這一原則，切不可放開肚子，海量進食，否則，後患無窮。

一日三餐的安排也很有講究。有研究證實：同樣的食譜，同樣的卡路里，一日的不同分配，效果截然不同：早餐多吃，晚餐少一些（甚至不吃），一整天精神飽滿，而且最不容易增肥；早餐不吃最差；三餐都吃，晚餐吃得多些，也不好，不僅易於增肥，且白天精神不如早餐豐富者。因為晚餐有部分直接轉化為脂肪儲備起來了。故我們推薦一日三餐，早餐好一些，飽一些；晚餐少一些。

遠離零食與甜食。筆者早年看過一位年輕女性，一心想減肥，就是越減越肥，結果發現她雖然晚餐不吃，卻各種零食不斷。後來，明確告知：令其「戒斷」零食，同樣的減肥方藥，居然效果大為改善。可見零食之危害，甜食亦然。我們的臨床調查發現，都市裡六種常見癌症的高發，甜食就是禍根之一。

碳酸飲料不必再多費口舌了，非常明確，長期嗜飲，猶如飲鴆止渴，危害甚劇，建議改為喝茶或者多喝點水。

從健康教育開始

其實，很多國人還把肥胖看成一個「富貴病」「富態」，對肥胖的危害並沒有真正認識。因此，加強健康危機教育是第一環節。調查結果顯示，近十五年來，低收入人群中肥胖人口的比例增長速度遠快於高收入人群，貧窮者「被催肥」得更快。世界各地也同樣，先進國家透過教育等方式，讓更多的人瞭解肥胖的危險。

國際專家建議可以學學墨西哥等的做法。近二十年來，墨西哥肥胖上升趨勢也飛快，該國政府已經明令禁止碳酸飲料、高熱量食物進入校園。同時，從小學開始，開設課程，告訴孩子們肥胖的危險性。印度也同樣，印度肥胖病專家卓拉派特博士認為，教育在控制肥胖問題上發揮著重要作用。他說，印度政府已經認識到肥胖問題的嚴重性，並準備在小學教育中加入相應的課程教育。

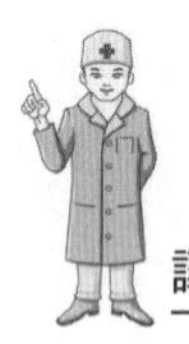

改變認識與觀念

中華民族是個農耕傳統深厚的國度。歷史記憶中，飢荒的印記太深了，故見面傳統上的問候就是：吃了麼?老人中，還根深蒂固地存在多吃一點更好，「人是鐵，飯是鋼」的舊觀念。包括許多吃出來的癌症患者，家屬還是一個勁地鼓勵多吃，因此，改變這一過時的舊觀念，是當今防範肥胖，阻斷諸多疾病的關鍵。這首先要求政府改變觀念，確立強烈的危機感，把管控肥胖上升到國家發展策略高度，然後廣泛宣傳，管控肥胖等健康難題。

管控肥胖，要從孩子開始

研究證實，環境因素可改變基因的表達，肥胖基因（也稱 FTO 基因）在胎兒期就可啟動。如有位母親怕胎兒營養不良，拚命進補，結果生了個過重的嬰兒，這孩子出生後便會一直肥胖。分析認為：子宮內環境若葡萄糖和游離脂肪酸水平較高，會促進蛋白質釋放，影響正在發育的大腦的食欲控制和代謝中心，從而使嬰幼兒發生代謝異常，分解脂肪困難。

研究還發現，孕婦在妊娠早中期營養不良，孩子成長後出現肥胖的可能性大增。

因為人類過去長期生存在食物匱乏環境中，進化痕跡中有節約基因，它的高表達能使機體消化增強，增加能量吸收，減少消耗，促進脂肪合成。因此，胚胎或嬰幼兒期營養不良，導致節約基因高表達，使更多的幹細胞分化成脂肪細胞。另外，現在肥胖兒童數量激增，原因還與垃圾食品廉價、美味、高熱量且易獲得有關，這誘使了為數眾多的兒童 FTO 基因變異。研究證實，FTO 基因變異在人類童年時就已呈現了，誘因「與孩子暴飲暴食有關」。因此，為了國家的未來考慮，為確保下一代的健康、安全及遠離慢性病，管控肥胖，也要「從孩子開始」。

鼓勵全民運動，運動可改變肥胖基因表達

近期有諸多研究成果顯示：每天運動一小時，將改變肥胖基因的表達。美國心臟協會的研究證實，每天快走一小時，足以改變肥胖症遺傳傾向。《公共科學圖書館・醫學》雜誌刊登的研究結論：每週騎自行車五天，每天鍛鍊三十分鐘，有遏制肥胖基因表達的作用。英國劍橋大學洛斯博士指出：多運動可減少肥胖基因造成的負面影響，而多運動並不是要求去跑馬拉松，每天公園走走或爬樓梯都能發揮控制體重的效果。

瑞典的專家發現：一些調控肥胖代謝的基因在劇烈運動之後去甲基化，此後，此

基因能更高效地調控蛋白質合成，脂肪會更輕鬆地轉變為蛋白質，達到減肥效果。他們認為，是運動中所產生的鈣離子使基因發生了去甲基化。

馬里蘭大學的斯尼特克研究團隊發現，同一人種的、都攜帶有兩種肥胖基因的阿米什人；其中部分懶於運動者，普遍超重或肥胖；另一些保持體能鍛鍊或運動者，則沒有受到肥胖的困擾。可見，運動對肥胖基因的表達確實有阻抗作用。故他們宣導，即使改變生活中一個小習慣：如能爬樓梯就不搭電梯，少吃甜食等，都能帶來巨大的改變。

國外的研究還發現，晚餐前進行運動更好，可減少脂肪對血管的損害。餐後食物中的脂肪能使血脂水準短暫升高，對血管內皮造成一定損害，而餐前運動可將這種損害降到最低水準。餐前人體一般有飢餓感，體內的脂肪處於分解狀態，一部分脂肪酸被釋放進入血液。這時若適度增加活動量，能有效地消耗能量，減少脂肪。相反，餐後運動則效果差一些。

認識睡眠正常的重要性，確保適度睡眠

研究顯示，睡眠失常對脂類代謝有明顯影響，睡得過多或過少都可導致肥胖。多睡（成年人每天超過八小時）的人易胖，這是因為睡眠中合成加強、分解減弱之故。

法國科學家的研究證實，如果一個人連續兩天平均只睡四個小時，體內激素的紊亂會導致脂類代謝出現偏差，合成增加（即增肥）。而《美國流行病學雜誌》發表的美國研究人員對六．八萬名女性長達十六年的追蹤結果顯示：那些平均每天睡五個小時的女性比每天睡七個小時的女性更愛「長肉」，「發福機率」超過百分之三十。

另一批科學家在對中年男子的研究中，發現了同樣現象：每天平均睡眠少於五小時的中年男性，易於發福。領導該項研究的考特教授認為，男子在深度睡眠中會製造生長激素，深度睡眠時間縮短會導致生長激素分泌減少。他們發現，三十五歲以上男子的生長激素分泌量比年輕時減少了將近百分之七十五，這可能導致了大多數中年男子的發福。因為脂肪堆積、腰圍增加和肌肉鬆弛都與生長激素缺乏有關。研究還證實，男子在五十歲以後總的睡眠時間大約每十年減少二十七分鐘，他們在夜間經常醒來，醒來後清醒的時間隨年齡的增長而延長。

中年男女，理想的總睡眠時間是平均六～七．五小時，其中，建議適當午休，以利於張弛結合，午休時間長短不論，三十分鐘到一小時均可。

注重舒緩壓力，壓力過大會啟動肥胖基因

早在二十世紀八十年代，就有學者發現美國生活在底層、每天為一日三餐擔憂的

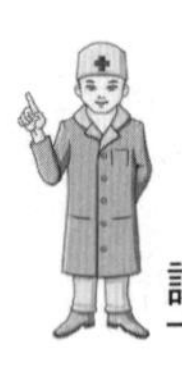

黑人婦女，肥胖比例特別高，認為生活壓力可促使肥胖。二〇〇七年，德國研究者對持續過度負債者進行追蹤，發現其中百分之二十五的人肥胖；而一般人群中，肥胖者比例只有百分之十一。英國研究者進行了十九年的持續研究，發現「工作壓力大者，與從未感覺工作壓力大者相比較，其肥胖發生率要高百分之七十三」。

研究揭示，壓力促使人肥胖，原因是壓力啟動了肥胖基因的表達。有的肥胖基因會讓人食欲大開，增加進食，可使壓力下的人心緒有所平靜。有的肥胖基因能增加脂肪儲量，因為壓力意味著機體面對突發重大事件，進化的歷史痕跡告訴人類，需要額外的能量儲備，以應對後續可能出現的匱乏。

因此，處在持續壓力下，體重增加就不足為奇了。今天很多「亞歷山大」者正趨於增重的過程中，就是這個道理。

學會自我舒緩壓力，也就成了減肥及保健的重要環節之一。

菜餚少油，工間活動，可大幅度降脂

有一家高新技術企業，有員工超過千名。他們的健康體驗長期外包給一家醫院。醫院細心的體檢醫生發現：幾年來這家企業員工的血脂指數整體不斷攀高，體重指數也在持續上升中。

當時，他們接受了一個研究專題，就將此企業納入觀察範圍，並和該公司管後勤的副總商量，建議他們做些調整，對方欣然接受了。因為這家企業中午是集體供餐的，醫生到了他們餐廳廚房一看，發現廚師們很喜歡重油烹飪。所以，提出了兩項措施，並進行廣泛宣傳：一是宣傳油脂及肥胖的危害，二是告訴員工們吃得清淡更好，三是主張大家工作間的活動。並和廚師們商量，把原來主餐用油下降百分之三十；又和副總協商，每天上午和下午給每人十分鐘活動時間，成功降脂可給獎勵。結果，這些措施實施後第二、第三年，全員血脂和體重指數開始有所下降，而且，越來越明顯及普遍。因此控油、加強活動是控制血脂、減肥的簡單方法之一。

另一個典型案例也值得反思，某IT公司的兩位副總原本是同學，兩人大學畢業後一起創業。其中一位張姓的副總陪著他的同學——另一位副總小李來看病，小李患的是腸癌，已經手術了，情況還可以。兩個人都長得有點胖，小張聽說原來小李患腸癌可能和過度肥胖及應酬過多有關，而他的肥胖指數也接近於小李。當時，他感到非常恐懼。我給了他幾個建議：第一，減少應酬；第二，學會自我釋放壓力；第三，空閒時多進行慢跑類活動。他則喜歡游泳。就這三個簡單措施，持續兩年後，張副總的體重指數由原來的三十一降到了二十六，已基本上回到正常了，人覺得精神多了，形象也帥些了。可見，降脂減肥，貴在堅持。

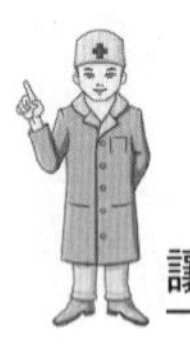

禁食宵夜，可以減肥

俗話說：馬無夜草不肥。現則曰：人有宵夜則胖。這是千真萬確的。我們觀察了不少年輕人，經常吃宵夜的，體重就很難控制，一旦禁食宵夜，情況就會好轉。其實，夜晚，人體對能量的需求已經趨少，體能消耗已經減弱，代謝已經放慢。這時候，如果再大量攝入食物，大都被儲存起來，轉化為脂肪，因此，每每表現出肥胖。

喝茶減肥：養生智慧的展現

茶既是最好的飲料，又有減肥功效。七十年代以來，國內外太多的研究證實茶有減肥功效。

如研究發現，每天八克烏龍茶，可使一半肥胖者的體重下降。每天喝二杯含高濃度兒茶素的烏龍茶，三個月後肥胖男性體重、腰圍和體脂比例明顯降低。綠茶和紅茶提取物中的某些有效成分，可減少對脂肪的吸收，促進脂肪酸的氧化分解，抑制脂肪合成酶的活性。此外，茶還能幫助人體補充水分、清除污染、抵抗輻射、防範癌變、降低血脂、強健骨骼、補充抗氧化成分等。

因此，學會以茶代替咖啡、碳酸飲料等，是養生智慧的展現。

開懷大笑，或能減肥

美國的布霍夫斯基博士研究後認為，雖然不能跟跑步、游泳或騎自行車相比，但每天開懷大笑十五分鐘能燃燒十～四十大卡的熱量，相當於一塊中等大小巧克力所含熱量，而持續一年後就可減掉二公斤的贅肉。

其他專家表示：儘管目前還不能確定開懷大笑真的能夠有效減肥，但它簡單易行，又有多方面的積極調整意義，需要減肥者不妨一試。

存疑：肥胖病毒假說

有人提出了肥胖病毒假說，認為某種「病毒」（有人指證是「腺病毒 A36」）是導致肥胖的元兇，一旦感染上這種病毒，可能就要終生與肥胖抗爭了。有檢測結果發現，肥胖者體內含有的腺病毒 A36 的確比常人多。此假說的具體機制及對策，還有待進一步研究。

如果真的證明是病毒參與了肥胖的形成，那麼，藥物治療應該是可以期待的。

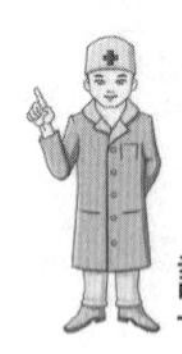

三、心的破碎，全局顛覆

心者，君主之官，神明出焉。故主明則下安，主不明，則十二官危。

——《黃帝內經》

讓人無法輕鬆的預測

早在兩千多年前的《黃帝內經》時代，人們已經意識到心臟病的危害，強調：心臟一出問題，十二官（五臟六腑等）危矣？

根據世界心臟聯盟二〇〇七年的分析預測，到二〇二〇年，全球心血管病死亡率將增加百分之五十，心肌梗塞和腦中風將從目前死因排行榜的第五位和第六位上升至第一位和第四位；二〇二〇年，全球心血管病死亡人數將高達二千五百萬人，其中一千九百萬會發生在發展中國家。

其實，心血管疾病現已是全球健康的巨大威脅及衛生保健的沉重負擔。

導致冠心病的「同花順」

多年前，與著名冠心病專家陳灝珠教授一同出差，與陳老談及冠心病的病因新知，陳老告知，已經明確冠心病風險因素共有六大類，二〇六小項，常是綜合因素所致。可見，也是一把湊齊了的「同花順」。

當然，其中主要是肥胖等的代謝障礙問題。研究肯定了低密度脂蛋白膽固醇升高、高血壓、糖尿病是冠心病的三大風險因素，而肥胖可同時對三者產生重要影響，故是危及心血管的元兇。美國心臟病協會發言人文森特博士認為：「肥胖幾乎可以影響冠心病的所有危險因素。」若能控制肥胖，則可促使冠心病的危險性減少百分之三十五～百分之四十五。對此，我們已經在前面的章節中討論了。

美國病理學家羅斯一九九二年提出了「損傷反應假說」，認定慢性炎症與冠心病的發生關係密切。理化、機械、生物、免疫過敏等都可作為致炎因素，引起局部炎症反應，導致血管內皮損傷，並產生一些物質，促使血管內皮出現炎症反應。這一過程反覆且持續發生，會使動脈壁增厚擴張，血管壁結構改變，最終由脂質、壞死組織及纖維增生形成動脈粥樣硬化斑塊。這種炎症發生在冠狀動脈，就表現為冠心病；發生在腦部血管（或顱內供血系統），就會發生中風。

美國一項新的研究發現：對心臟病高危人群來說，嚴重的空氣污染會誘發心臟病，即便是僅短時間身處空氣污濁之地也會導致。心臟病發作的誘因中，空氣污染常占首位，其他依次為勞累、酗酒、負面情緒等。

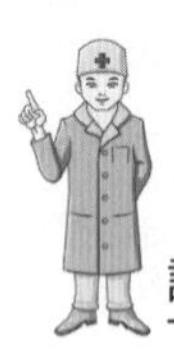

者首發於持續疲勞後。

疲勞是誘發冠心病及心肌梗塞的常見原因之一。臨床上，約三分之一的冠心病患者首發於持續疲勞後。

抽菸與酗酒已被證明是冠心病及心肌梗塞的獨立的危險因素。長期的抽菸，菸中的有害成分損傷血管內皮，誘發炎症過程，在冠心病發病進程中常是易被忽略的因素。酒精既可損傷心肝諸臟功能，又可誘發炎症過程，大量醉酒還可直接誘導血管痙攣，促使冠心病及心肌梗塞迅捷發生。

寒冷是冠心病及心肌梗塞的危險因素。突發寒流來臨，誘發血管痙攣，斑塊脫落，每每可見這些疾病的明顯高發。因此，防範受涼也是關鍵性防範措施之一。

A型個性是獨立的危險因素

一九七五年美國國家心肺血液研究中心認定，A型個性是冠心病等的獨立高危風險因素。因為早先前瞻性研究證實：A型個性者冠心病的發病率是非A型個性者的二・三倍。所謂A型個性，又稱A型行為、A型人格，指性格特徵表現出快節奏、急脾氣、好衝動，以及好勝心過強的人。常表現為競爭性強，不達目標不甘休；較高卻不切實際的抱負；時間緊迫感，總感到時間不夠；快節奏生活，整天忙碌不停，從不閒蕩，不會從容；很高的表達欲，時時想突出自己；愛高速行駛和超車，常闖黃燈；

一切都力求速戰速決，立竿見影；熱衷於競爭，渴望在競爭中取勝；有同時做幾件事的習慣；喜歡進行有時間限制的複雜活動；思維活躍，反應靈敏，易衝動，好發脾氣。所以，這又被看成是成功人士所必須的，或稱為CEO性格。

經過較長期的觀察研究發現，A型個性者更易引起冠心病、高血壓及其併發症如中風、心絞痛和心肌梗塞等。國內也有專家發現：二〇〇例冠心病患者中，A型個性者占百分之七十五．五，非A型個性者僅占百分之二十四．五；二〇〇例原發性高血壓患者中，A型者占百分之七十九．五，非A型者百分之二十．五；而在二〇〇例健康對照組中，A型者占百分之四十二，而非A型者百分之五十八。可見，A型個性者明顯易患心血管疾病，且預後較差。

A型個性者，往往對各種刺激呈現過度反應，交感神經張力持續高亢，導致血黏度增高，血小板的黏附與聚集作用增強。進一步研究顯示：A型個性者更易惱火（Aggravation）、激動（Irritation）、發怒（Anger）和不耐煩（Impatience），簡稱「AIAI」反應。深入研究揭示，正是因為時常處在「AIAI」的反應狀態，才誘導了心血管疾病的高發。而講究高效率等，並非是致病的主要危險因素。

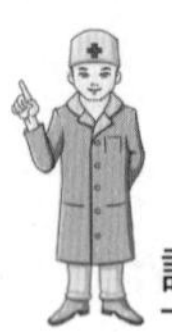

負面情緒及過強的工作壓力也是危險因素

消極情緒也是冠心病等的重要危險因素。一項對二〇〇名四十六~五十五歲的中年人進行長達一年的研究證實：憂鬱、焦慮和憤恨等消極情緒，均造成了心臟血管的潛在損傷，持續時間過長會導致冠心病；有時，會誘發冠心病或心肌梗塞的急性發作。研究證實，消極情緒因素每上升一個百分點，心臟病的危險性就增加五個百分點。進一步分析其原因，一方面，消極情緒持續者常帶有較高的炎症蛋白含量，炎症狀態的持久存在是引發冠心病的重要機制。另一方面，消極情緒常導致心率改變，通常會減慢，甚至出現頻繁的早搏，從而加劇了心臟血管炎症所造成的傷害。

工作壓力確定是冠心病及心肌梗塞的高度危險因素。人們早就注意到，工作壓力越重，節奏越快，冠心病的危險性就越大。因此，有人戲稱冠心病是CEO綜合症。同理，腦力工作者較體力勞動者冠心病患病率明顯要高。一個涉及五千多人的調查研究證實，體力活動減少者的冠心病患病率升高二．五~四倍。大樣本的屍檢報告也證實了這一點。可能因素之一是長期腦力壓力、精神緊張，造成神經內分泌功能紊亂，血中兒茶酚胺、皮質激素等持續高濃度，血壓上升，造成脂代謝紊亂，膽固醇水準升高，可進一步影響凝血機制，使血小板聚集性增高，血管內皮損傷，從而導致了冠心病的發生與發展。

生活方式不當亦是誘因

影響冠心病發生的因素還有許多。酗酒、抽菸已經被肯定是危險因素。其中，酗酒對心臟病的危害，民眾已有廣泛認識。菸對心臟的威脅，政府時常大力宣導。其實，菸草燃燒釋放的煙霧中包括一氧化碳、尼古丁等生物鹼，這些成分能誘發冠狀動脈痙攣，使冠脈血流減慢，血流量減少，黏稠度增加，導致心肌缺氧，同時還能夠損傷血管壁，從而引起心肌梗塞。有研究證實，男性吸菸者中死於心血管病的比不吸菸者增加一．五倍，吸菸者致死性和非致死性心肌梗塞的相對危險性較不吸菸者高三倍，吸菸者的冠心病發病率升高二十倍以上，心絞痛的發生率則增多三十倍以上。可見，酗酒、抽菸，可不慎乎！

生活不規律，特別是喜歡熬夜，也是易致冠心病的危險因素。丹麥國家職業健康研究院在一項涉及一百二十九萬三千八百八十八名男性的大規模調查中發現，夜間活動組因冠心病入院治療者比白天組多了一．五倍。丹麥專家認為，「夜貓子」的正常生物節律被打亂，易導致體內各項功能失調，睡眠欠佳，飲食改變，體能活動減少，社交活動減少，還會增加精神壓力，這些都是誘發冠心病及心肌梗塞的危險因素。

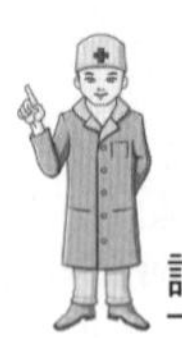

人際關係緊張也是危險因素之一。長期處在人際關係緊張的氛圍中，個體就一直瀕臨慢性應激狀態，始終承載著壓力，在神經內分泌紊亂，部分激素持續高水準分泌，凝血機制失常等的綜合作用下，冠狀動脈時常痙攣，斑塊易於形成，最終每每走向冠心病。

研究證實，不良工作環境也是冠心病的誘因之一。例如，環境嘈雜。加拿大研究人員收集了六千三百零七名患者資料，發現在嘈雜環境中工作一年半以上者，出現冠心病、心絞痛、心臟病發作等問題的機率比相對安靜環境工作者高二、三倍。

又如工作環境壓抑，如工作量過大、公司管理差勁、人際關係糟糕和前景黯淡等，都會成為心血管病的重要誘因。瑞典研究者對三千一百名男性進行長期跟蹤調查，發現長期處於壓抑環境中的人們，患心臟病的風險大增；且處於這種環境下的時間越長，風險越高。這其實與人際關係緊張是致病因素，同出一理。

再如，空氣污濁也有危險。當今，大多數人有百分之九十的時間在室內工作生活，室內空氣流動性差，污濁而不衛生，空調長期不清洗，滋生了大量致病菌，呼吸時可吸入顆粒物，引起慢性炎症和血栓等，久而久之，誘發心臟病。

冠心病診治：男女有別

冠心病發病率男性明顯高於女性，但深入研究後，專家發現，冠心病的發病特點還有明顯的性別差異，表現在以下幾方面：

病因的差異。同為患冠心病，女性的第一誘因是高血壓；男性的首要因素是吸菸。非高血壓女性幾乎不患冠心病，而血壓不高的男性患本病的甚多。患糖尿病的女性容易發生冠心病，患糖尿病的男性也可發生本病，但發病率較低。故女性防治冠心病的重點是控制高血壓；男性的防治重點則是戒菸和降低血脂。

發病的年齡差異。一般女性冠心病的發病年齡比男性晚十年；男性多從四十歲後開始發病，女性則從五十歲後發病。四十歲以上的男性五分之一會發生冠心病，此年齡段的女性發病則罕見。五十歲以上的男性冠心病發病率比女性高出二倍。因此，男性預防冠心病的重點是中年期，女性的預防重點是老年期。

症狀的差異。女性冠心病發作的主要症狀是胸部憋悶、心悸、頭暈，只有少數人有典型的心絞痛；男性發作時則大多數表現為典型的心絞痛，少數人沒有心絞痛。女性發作時，兼見心律失常者少；男性發作時伴有心律失常者多。女性發病多由精神刺激所致，男性多因勞累而誘發。女性冠心病的病程常較緩慢，男性的病程發展相對快得多。女性冠心病所造成的壽命損失比男性的要少得多。

發生心肌梗塞的差異。冠心病男女患者均可發生急性心肌梗塞。但女性發生心肌梗塞的可能性小一些，而一旦發生，病死率則高於男性；男性發生心肌梗塞可能性大一些，死亡率相對低一些。男性多在老年前期發生心肌梗塞；女性則在老年以後發生心肌梗塞的機率最高。

男女防範的不同側重

很顯然，不管男女，冠心病均以防範為主；已經患了冠心病的必須認真治療。然而，根據上述的現實，男女對冠心病的防治對策不盡相同：

女性防範冠心病，重在預防高血壓；男性則首要的是戒菸。

女性要嚴防精神刺激、情緒波動、人際關係緊張誘發的冠心病及心肌梗塞。

男性則主動減肥降脂，減少應酬，避免大魚大肉，限酒。

男性還必須努力避免勞累；一旦工作緊張，壓力太重，疲勞感明顯，就應該強迫自己儘快休息。

男女都應加強體能活動，特別是有冠心病危險者。但必須強調適度，不可過量，且須持之以恆，戶外的大自然活動更為適宜些。

一旦有胸前區間歇性的憋悶感，無論男女，都必須立即休息，並儘快尋求醫生幫助，也可以臨時自我按壓內關穴、神門穴及心俞等，簡單急救。有速效救心丸的，可先試行服用，稍微穩定後，迅速到醫院求助。

男性還必須避免情緒的對抗性亢奮，過於激動。許多男性患者的初發症狀往往就是在與人爭鬥中過於激動或亢奮，誘發冠心病發作，甚至猝死的。

天氣驟然變化（特別是寒流來臨前夕），注意保暖，寧捂勿涼，尤其是男性。

控制肥胖，降脂、降血糖等則是男女都需採取的必要措施，也是關鍵性措施，特別是降脂，尤其重要。對此，可參見肥胖、糖尿病等的篇章。

對於有冠心病或心臟病可疑者，長期服用阿司匹林也是一個重要選項。國外已有大樣本研究證實，長期服用阿司匹林，可降低危險人群冠心病及心源性猝死的發生率（降低幅度在百分之二十～百分之三十）。男性以一日一〇〇毫克為宜，女性則為每天五十～七十五毫克。若胃有不適者，可以服用腸溶片，且晚餐後十分鐘內服用。

這樣，才能有效防範、控制或延緩冠心病病情的發生及發展。

防範要點：改善A型個性

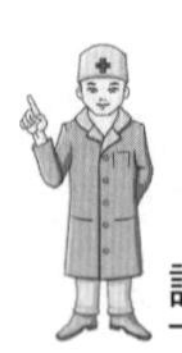

國內外研究證實，改善A型個性，可以產生很好的防範冠心病等心腦血管疾病發生、發展的作用。有一份觀察顯示，對高危人群前瞻性地糾治A型個性，可在五年內減少百分之六十～百分之七十的冠心病及心肌梗塞發生率，或延緩發病時間四～七年；發病控制後，加強行為糾治，也可減少百分之四十～百分之七十的復發率或心肌梗塞的發生率，大幅度降低因心肌梗塞造成的死亡。

進一步分析證實，改善A型個性，主要是矯正其不利於健康的易惱火、激動、發怒、不耐煩等的AIAI反應，而保留其高效率、快節奏等現代社會所需的品格。在矯正AIAI反應以後，將對冠心病的防範或發病後的預後起到良好的促進作用。

國外有A型人格矯治AIAI反應的自我訓練措施，主要有以下幾方面：

針對「匆忙症」的自我訓練

重點在於養成節奏有所控制的習慣，其實就是現在常說的慢生活節奏。

建立一個新的生活習慣，記錄每天自己匆忙的事例，並檢查出現匆忙的原因，每週小結一次，以便找出克服匆忙的辦法。

聽他人講話時應學會保持安靜，認真傾聽，不要隨意打斷。

當你去理髮店或其他需要等待的地方時，不妨帶上幾本雜誌，這樣可以消磨時光而不至於焦慮不安。

如果發現前面的行人或車輛的速度太慢時，要強迫自己別去超越。

為避免自己常匆忙作出反應的習慣，可以讓舌頭在嘴裡轉幾圈後再發言，這樣會冷靜多了。

一旦發現自己加快車速闖黃燈時，應該在下一個拐角處轉彎，然後繞回原來的街口，重新等待綠燈。

放棄同時思考多個問題或完成幾件事的習慣。要記住，即使是愛因斯坦，當他繫鞋帶時也只是想著怎樣「打結」而已。

應該學會在長時間的活動後稍作停頓，這樣做可以降低緊張程度。

針對「敵意過強」的自我訓練

主要在於降低好勝心過強的陋習：

不斷增加對他人需求的理解，並努力減少對他人「冒犯」自己的敏感性。

要學會對幫助過自己的人說感激的話，說話時應該注視其臉龐和眼睛，表示出誠心誠意。

學會向所有認識的人微笑。開始可能很不習慣，但必須鍛鍊得很自然，一旦能做

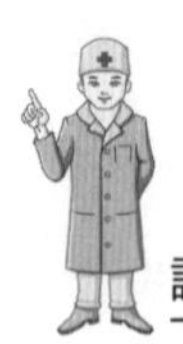

到微笑自然，證實你已開始遠離「好勝心過強」了。

當發生某種分歧，並且不能肯定自己是否做對時，就應該慎重地對他人說「可能是我錯了」。

經常與孩子下棋或做其他遊戲，並有意識地輸給孩子。

如果自己的觀點沒有得到他人的支持，最明智的做法應該是先懷疑自己觀點的可靠性，隨之帶批判性地審查自己的見解，一旦證明自己的觀點是錯誤的，要毫不痛苦地拋棄它。

如果為自己說了「我是這樣教會您的」而感到不安，那麼以後就不要這樣，因為它既無用處，又會引起對方潛在的敵意。

如果常為自己有某種理想而沾沾自喜，並埋怨他人缺乏理想時，那麼就應該重新開始，從訓練的第一項做起。

其他的防範小招數

除自我訓練和行為矯正外，各種鬆弛療法，如練習書畫、詠歌頌詩、栽花培草、音樂治療、野外郊遊、遛狗養寵物、與孩子嬉戲等，都可幫助鬆弛緊張，消解敵意與壓力；漫步行走、氣功鍛鍊和其他適當的體能運動等，則又可幫助減慢節奏，改善血行。經常維持從事這類活動，則有助於降低血黏度，減少血小板的聚集性，增加高密度脂蛋白，對矯治A型個性的AIAI反應，防範冠心病及心肌梗塞等有益。

冠心病：別急著裝支架

著名心血管專家胡大一教授曾經介紹過一個案例，患者是他老師輩的著名心血管專家，接近八十歲被確診為冠心病，多根冠狀動脈有堵塞。當時，許多年輕些的醫師強烈要求老人家裝支架，而老人家就不願意裝，只是以運動方式為主，配合藥物治療，活了很多年，康復得不錯。

筆者有幾個癌症患者和朋友（後來變成朋友的）都是經營管理人才。因為生了癌，再做全身檢查，結果發現冠狀動脈也堵了。其中，有一位是左前降支堵了近百分之七十，因為全身情況不允許裝支架（癌症術後）；冠狀動脈堵塞也沒法做化療，在加強降脂，配合腫瘤的中西醫治療同時，保持天天打高爾夫球和適度運動習慣。三年半後，重新冠脈造影，發現冠脈堵塞情況大有好轉。另一位則多根冠狀動脈阻塞，符合裝支架指徵，因為癌症手術，讓其對創傷性治療異常排斥，心血管醫師勉強同意他觀察一段時間再說，他借助中醫藥，同時努力控制飲食，天天勻速步行一萬步，風雨無阻。兩年後復查，冠狀動脈阻塞情況明顯改善，無需再行支架術了。

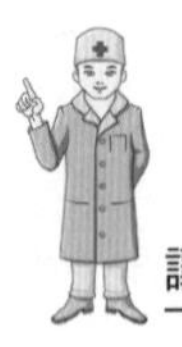

可見，運動與降脂是人類心臟保健的第一要方。

休閒時間的鍛鍊更「保心」

德國科學家的研究證實：休閒時間鍛鍊更有益。他們發現，較之不鍛鍊者，即使每週休閒時間鍛鍊少於一小時者，也能使心臟病的發生率減少百分之十五；每週休閒時鍛鍊二小時，則可降低百分之四十。因為即便簡單的有氧運動，也可增加能量消耗，並從體內儲存的脂肪中獲得額外能量；運動後恢復期，則會從血液中提取膳食脂肪以補充儲存庫，從而降低血脂水準，有益於預防冠心病，降低心臟病的死亡率。

四、糖尿病：害人不見影蹤

必須把代謝失調看成無法用醫學來解決的問題，因為它主要是一個營養和社會的問題。換言之，這是一個預防問題，不能透過動物實驗、疫苗和藥物來解決。統計學家、藥理學家、生物學家和醫生都不能解決社會問題。

——卡斯帕・布朗德（英國著名醫學專家）

歷史上的富貴病

儘管糖尿病這個名字讓人所熟知沒有多少年，但此病歷史上古已有之。然而，在古代社會，這種病只能說是比較罕見的富貴病。《黃帝內經》記載的「膏粱之變，足生大丁」，說的就是糖尿病。

「消渴」則是《黃帝內經》提出的本病的中醫學的命名，指出了本病以多飲、多尿、多食及消瘦、疲乏、尿甜為綜合特徵。在世界糖尿病研究史上，中醫學最早詳細記載了該病的症狀及併發症；最早明確提出營養豐美及肥胖與本病的密切關係；最早發現糖尿病病人尿甜現象。

《黃帝內經》指出：「此肥美之所發也，此人必數食甘美而多肥也。肥者，令人內熱，甘者令人中滿，故其氣上溢，轉為消渴肥者令人內熱，甘者令人中滿，故其氣上溢，轉為消渴。」《史記．司馬相如列傳》：「相如口吃而善著書，常有消渴疾。」《梁書．王僧孺傳》：「吾無昔人之才而有其病，癲眩屢動，消渴頻增。」看來，這兩位文人兼官僚都曾經患有此疾。

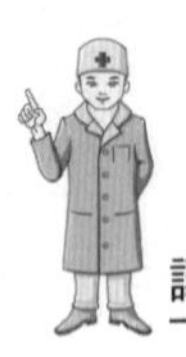

糖：從稀缺，到氾濫成災

歷史上，「朱門酒肉臭，路有凍死骨」在世界各國都是普遍現象。因此，在過去的歲月裡，多數國家中，糖尿病不是老百姓的常見病，因為它主要發生在那些餐餐「膏粱厚味」，吃得比較好的官僚或皇宮貴族中，間或見於部分老年人中（當年，百姓的平均壽命也不長）。故普通老百姓較少生此病。而今天的情況卻大不相同了。

有研究顯示，從古到今，世界上絕大多數時期民間都是以饑荒為主，大多數人（百分之九十五以上的人）長期都是營養不良的。那時候，糖類食物的缺乏，可以說是根本問題，食物中的糖，可以救很多人的性命。筆者印象中，二十世紀七十～八十年代前，到醫院去急救，首先輸的是一袋葡萄糖，輸了葡萄糖可讓很多人緩過一口氣，因為那時候多數人體內能量不夠。

真的可以說：糖就是能量！就是補品，可以讓生命復活。然而時過境遷，現在進入體內的糖，如果代謝不了，消耗不掉，將成為災難的根源。

現在，糖已與鹽同被列為是白色毒品。我們的調查提示，都市許多高發疾病，包括不少癌症在內，糖的攝入過高，都是導致這些疾病的深層次的根源。今天，再給誰吃一包葡萄糖，那可能類同於「投毒」。

成長最快的隱形殺手

隨著社會桑海成良田般的快速變遷，糖尿病的發病也如同火箭一般，極速飆升。世界衛生組織則預測，二〇二五年全球糖尿病將有三．五億，新增加的患者主要集中在中國、印度等發展中國家。因此，說它是「成長最快的隱形殺手」毫不為過。更為棘手的是，糖尿病同樣也存在著低齡化趨勢，且兒童糖尿病的發生率有明顯增高的態勢，其患病率已占糖尿病總人數的百分之七以上，且以每年百分之十的速度遞增。

在亞洲人糖尿病發病率一路高升的同時，歐美人的糖尿病發病率卻已經過了頂峰階段，目前僵持在原有（八十年代）的水準。非洲與拉美的情況類似於亞洲，也呈現出快速飆升態勢。因此，權威分析認定，糖尿病飆升的罪魁禍首就是這些發展中地區或國家引進了歐美人的膳食結構及生活方式。

世紀性的健康災難

由於糖尿病給人類帶來的危害，世界衛生組織稱之為二十一世紀的災難。在先進國家，糖尿病已成為導致人類死亡的第四大疾病。它已經成為威脅健康的殺手。

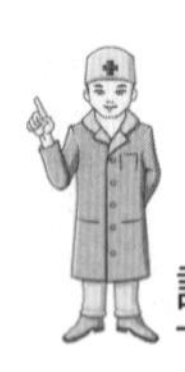

糖尿病本身危害並不嚴重，但它的併發症發生率高，造成多個組織器官毀損，導致嚴重的致殘性和致死性。首先，冠心病是糖尿病的主要合併症，糖尿病併發或引發冠心病的，高達百分之七十二．三；約百分之五十的二型糖尿病患者在確診時已患有冠心病。

權威調查證實，本病在大都市，合併各種心腦血管併發症者高達百分之九十三。其中，高血壓占百分之四十一．八，冠心病占百分之二十五．一，腦血管病占百分之十七．三，約百分之八十的糖尿病患者死於心血管併發症，其中百分之七十五死於冠心病，為非糖尿病患者死亡率的二～四倍。而且，二型糖尿病已被認定是冠心病的獨立危險因素。

因此，防範心腦血管疾病，管控血糖，治療糖尿病是關鍵環節。

此外，百分之二十～百分之三十的糖尿病患者可發展成糖尿病腎病。其中，相當一部分將進展為終末期腎病，最後死於腎衰。

糖尿病又常誘發各種眼疾，嚴重的導致失明。百分之九十九的一型和百分之六十的二型糖尿病，病程遷延者，幾乎都有不同程度的視網膜病變，不少人最終失明。

糖尿病還可以導致足的潰爛，嚴重者只能截肢。成年人中百分之四十的足和下肢截肢為糖尿病所致，且近年來有增加趨勢。

糖尿病引起的急性併發症，如酮症酸中毒、高滲綜合症等，更為兇險，其病死率可高達百分之十～百分之十五。

糖尿病還帶來了沉重的經濟負擔。一九九七年美國用於糖尿病的花費是九百八十億美元，其中四百四十億為直接的醫療消費，五百四十億為間接花費。可見，管控糖尿病，是防範健康大堤決堤的關鍵性措施之一。

剝去畫皮析緣由

高熱量、高脂肪飲食的增加、不規律的生活方式以及體力勞動的大幅度減少等，是眾所周知的糖尿病病人增多的主要原因。換句話說，庫存大增，消耗驟減，導致了體內糖類的堆積，是本病問題的關鍵。

此外，還有一些因素需要揭示。例如，已經明確，本病的發生與遺傳有關，人們早已發現糖尿病患者親代或同胞中，患病率顯著高於一般人群。因此，可肯定遺傳因素是本病發生的重要因素。其中，一型和二型糖尿病都有遺傳傾向。

自身免疫因素也在本病發生中產生作用，人們在一型糖尿病患者血液中發現胰島細胞抗體和胰島炎性病變，證實本病發病可能與自身免疫反應有關。

又如，已發現若干病毒感染可致實驗動物發生糖尿病。

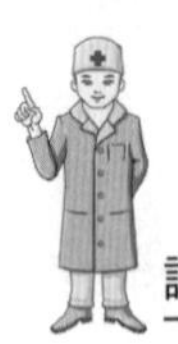

然而，毋庸置疑，肥胖是二型糖尿病發生的最重要誘因。調查顯示，體重指數超過二十八（已經進入肥胖水準），兩到三年後有百分之九十五的人會發展成為糖尿病患者。

二型糖尿病好發於四十歲以上成年人，故年齡也是相當重要的因素之一。

此外，研究發現糖尿病患者一般比較拘謹、情緒不穩，部分有固執、自卑或憂鬱、神經質及攻擊性傾向。表明本病患者情緒不太穩定，易喜怒無常、焦慮，不容易適應環境，對外界刺激常常反應強烈，並多數具有內向性格。

壓力或應激可誘發

研究者發現，經歷一場劇烈比賽的足球球員，或經歷一場有難度考試的學生，或觀看一場比較恐怖影片者，情緒高度緊張常可出現明顯的高血糖現象。臨床上，糖尿病患者（主要是二型）發病前或復發前也常有生活事件刺激，如人際關係衝突激化、個人生活失意、工作不順及職場壓力、緊張、重大刺激等。可見，心理應激的確可激發糖尿病的發生。

因此，結合糖尿病多發於都市高壓力人群的現象，壓力、應激及情緒因素被認為是促使血糖升高及糖尿病發生的危險因素。有人還提出了「情緒性糖尿」的概念。另一方面，糖尿病患者遇到強烈的精神刺激和情緒反應時，也會導致病情的反覆、血糖驟然升高。

此外，人們注意到約百分之二十的憂鬱症患者尿糖呈現陽性，恢復期隨之消失。

總之，血糖升高與糖尿病的發生，也有心理及壓力因素參與其間。

睡眠時間過長過短都易得糖尿病

據美國《糖尿病護理》雜誌報導：美國耶魯大學的研究發現，睡眠時間太長或太短，都有可能誘發二型糖尿病。研究人員對一千一百多名中老年男性的睡眠情況進行了長時間的追蹤。結果證實，在剔除了年齡、血壓、吸菸史和肥胖程度等因素後，發現每晚睡眠時間在七～八小時的人，身體最為健康；如睡眠不足六小時，患糖尿病的風險會增加約二倍；睡眠超過八小時，患糖尿病風險會增加三倍多。可見，與肥胖有著類似的規律。因此，專家提出，保持規律的作息和適度良好的睡眠，對於預防糖尿病至關重要。

「掃蕩」殘羹剩飯，誘使肥胖及糖尿病

我們在臨床上注意到一個非常有趣的現象，五十歲以上肥胖的婦女，或者是因為

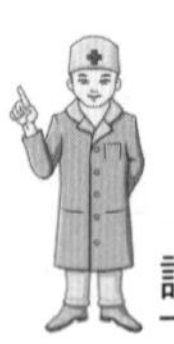

腸癌，或者是因其他疾病就診，仔細一詢問，她們往往伴有血糖升高。而且，凡伴有糖尿病的，幾乎都有一個共性的生活習慣：喜歡吃每天的殘羹剩飯。特別是晚餐，看到桌面有剩下來的，一股腦都掃進肚裡。她們的天性可能偏於節儉，希望把這些菜都吃了，別浪費！然而，就是因為這些殘羹剩飯，一方面能量過剩，另一方面多種調料大量殘存，故明顯加劇了代謝的負擔，促使了更年期肥胖的出現。

當然，更年期肥胖，還和雌激素減低有關係；但不能否認掃蕩殘羹剩飯也是導致此期婦女糖尿病和肥胖驟增的重要因素之一。這其實並不是好習慣，看上去節省了一點錢（其實也沒有省多少），但帶來的健康大災難，卻是以十倍的代價都補償不了的。

孕期易致糖尿病

研究證實，妊娠期由於營養過度、運動缺乏，很可能誘發糖尿病。近年來，在經濟發達的大都市，妊娠期糖尿病發生率已上升至百分之十左右，潛在地造成了對母嬰的健康危害，近期的包括妊娠過程的異常、酮症酸中毒及胎兒畸形、新生兒代謝障礙等，遠期可五～十年後引起百分之三十～百分之六十的母親患上糖尿病，而其後代發生糖尿病的風險也相應增高。因此，值得高度重視。孕婦應在孕後二十四～二十八週進行血糖篩查，並透過合理的飲食調整和適當運動進行干預，必要時需內科參與，以控制病情。

此外，孕期過多進食，使胎兒長得過大，出生後孩子也容易發生糖尿病。

防範：抓住過渡階段，未雨綢繆

糖尿病的發生發展是一個緩慢而隱匿的過程，從血糖升高到出現臨床症狀，平均需要七年時間。因此儘早發現空腹血糖受損的人群，對積極防控糖尿病具有重要意義。空腹血糖受損是一種介於正常葡萄糖穩態和糖尿病之間的異常代謝狀態，任何類型糖尿病的發病過程都會經過葡萄糖穩態受損這個過渡階段。

世界衛生組織（WHO）二〇〇六年的診斷標準是：飯後二小時血糖值一五〇～二〇〇毫克／分升為糖尿病；一一〇～一二六毫克／分升為空腹血糖受損。因此，在空腹血糖受損階段（即空腹血糖值超過了一一〇毫克／分升），便努力加強防範，應該是聰明之舉。

管控血糖的關鍵幾步

其實，要管控血糖，控制糖尿病的發生、發展，並不是太難的事情。以下幾個環節很重要。

要充分認識到高血糖和糖尿病所引起的危害的嚴重性，它是潛在的隱形殺手，潛移默化地會造成諸多組織器官的內部病變，特別是血管堵塞等，從而引起一連串的嚴重後果；到後期，常常黔驢技窮。因此，對於它的危害性在認識上一定要充分理解。

從年輕時開始，就應該管控自己的飲食。這牽涉到很多方面，一是要優化膳食結構，高能量的高糖、高脂肪、高蛋白都要有所控制；二是攝入總量要有所限制，學會少吃一口；三是要減少應酬，避免宵夜。同時，調整好一日三餐，早餐多些，晚餐少吃。盡可能不吃零食。

最關鍵的是加強運動。加強運動包括平時上班時，儘管總是坐著的，也可以在工作四、五十分鐘後，起來動一動，活動筋骨與肢體；也包括有空閒時加強運動，每週抽一點時間游泳、跑步、打球、健身等都可以。年輕人主張中等運動量以上的活動；年長者可以運動量小一點，如散步之類；但都需要持之以恆。

要學會善於調整自己的情緒，隨時舒緩自己的壓力，這對於管控血糖意義重大。

確保六個半小時到八個小時的良好睡眠，如睡眠欠佳，隨時求助醫生。

學會自我對血糖參數進行管理，這就要求做到定期的血糖監測檢查。

認識上的提高，再自我掌握以上幾個環節，應該說人人可以把高血糖引起的危害和糖尿病造成的嚴重傷害減少到最小。若自我管控有困難，則還可以及時尋求醫生的幫助。

運動降糖，效果肯定且明顯

一久九八年，筆者接診了一個日本患者，是大阪的商人，患的是胰臟癌，用中藥控制得很好，就是血糖沒控制住。因為胰島功能嚴重受損，開始用胰島素了。後來，他自我探索中發現，飯前飯後加強徒步活動，效果很好，打高爾夫球效果也很好。他發現，如果是晴天，血糖只需要小劑量胰島素就能很好地控制（因為活動多了）；雨天就不行了，大大增加胰島素用量都效果勉強。他自我觀察得出這個結果後，明確告訴了我：透過打高爾夫球等可以大大降低胰島素的用量。以後，凡是此類患者，我都會給他這個運動建議：經濟狀況好一點的，打打高爾夫球；經濟狀況一般的，做些慢跑散步等的運動，都收到了良好的控制血糖效果。

舒緩壓力也有助於控糖

經驗告訴人們，暫時性的血糖升高，不一定第一時間就需要降糖藥物。我有個朋友是大企業老闆，年紀輕輕就操控著幾十萬人的企業，且影響著大企業的運作，工作

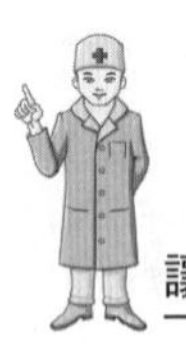

壓力特別重。有段時間，他虛汗頻頻，自述乏力明顯，一查，血糖明顯升高。當時大醫院就給他戴了頂「糖尿病」的帽子，主張他終生吃藥。其實，那時他剛剛四十多歲。吃了一段時間糖尿病藥物後，他心裡覺得不妥，求助於我。我幫助他仔細梳理病情，瞭解發病前後的情況後，注意到他的血糖只要休息下來，不吃藥也能維持正常。根據這種情況，我給他的判斷是暫時性的高血糖反應，屬於情緒性高血糖反應之一。

我給了他幾個明確建議：

①減少應酬

②不開長會（他每天主持會議可以到晚上十～十一點）。

③工作中有所休息，晚上別再開會了。

④必須（或盡可能）在家吃晚飯。

⑤避免吃宵夜（因為我知道他們原先開完會後，一夥人往往一起去吃宵夜）。

⑥吃完晚飯後，與夫人一起，外面散散步，多走走。

因為當時他夫人也陪同著一起看病。同時，針對其他一些情況，給他開一些中成藥。他是個自我控制能力很強的人，大致上都做到了。五、六年過去了，他現在血糖很好，基本維持在正常值的上限，諸多症狀早已消失，身體狀態也日漸穩定。他其實就是自我舒緩了壓力後，血糖調控機制回歸正常的。

因此，不是說一有血糖升高馬上就需要用藥，更聰明的做法是先從生活方式調整做起，看看效果，生活方式調整後，再考慮用藥物也來得及。

五、血管不堪忍受之「高」

我們不僅要注意疾病，更要注意生活方式不當。因為生活方式調整了，很多疾病就會自動消除。

——羅伯特・英格索爾（美國著名政治家）

飆升的患病率：已達三人中有一人患病

高血壓是最常見的慢性病，也是心腦血管病中最危險的因素，常可伴發中風、心肌梗塞、心力衰竭及慢性腎臟病等；又是發病率上升最快的疾病。而高血壓年輕化趨勢尤其令人擔心，二十五歲至三十四歲的年輕男性中，高血壓患病率已高達百分之二十・四。

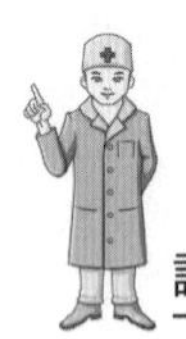

恐怖的「無痛」殺手

然而，對於高血壓，並沒有引起多數人足夠重視。目前大部分患者不知道自己患有高血壓；已知患病人群中，僅有三分之一的人接受了正規治療；即便是在接受治療的患者中，高達百分之七十五的人沒有控制達標。其實，高血壓的危害是巨大的，百分之五十～百分之七十五的中風和百分之四十～百分之五十的心肌梗塞與血壓升高有關，身邊每死亡五人中至少有二人與高血壓相關。但高血壓常沒有明顯症狀與痛苦，故可視為「無痛的殺手」。

鑒於此，可以說高血壓疊加了健康領域不堪忍受之「高」：發病率之高——超過人群的三分之一；危害性之高——四分之三沒有很好控制；致死性之高——五分之二死亡與其併發症有關；潛在發展趨勢之高——十多年後還將增加百分之五十；醫療開支之高——侵吞了約百分之三十五的社會健康支出；故對於高血壓，切不可麻木不仁。

國內外研究都證明：高血壓是可以防治的疾病。降低高血壓患者的血壓水準，可明顯減少中風及心臟病事件，顯著改善生存品質，有效降低疾病負擔。因此，防範健康大堤的「病源」，一個關鍵環節就是調控及降低血壓。

高血壓流行的十二大規律

高血壓流行有基本規律，可歸納出以下這些：

患病率與年齡呈正比，年齡越高，平均血壓越高。

女性更年期前患病率低於男性，更年期後高於男性。

有地理分佈差異：規律是高緯度（寒冷）地區高於低緯度（溫暖）地區；高海拔地區高於低海拔地區。

有季節差異，冬春季患病率及血壓平均值高於夏季。

與飲食習慣有關，人均鹽和油脂攝入越高，平均血壓水準越高。

經常大量飲酒者血壓水準高於不飲或少飲者。

抽菸（含吸二手菸）者平均血壓高於不抽菸者。

與經濟文化發展水準呈正相關，經濟文化落後地區很少有高血壓；經濟文化越發達，人均血壓水準越高。

患病率與人群肥胖程度呈明顯的正相關，肥胖者更容易患高血壓。

與人的精神及工作壓力呈正相關，與體力活動水準呈負相關。

性子越急躁，好勝心越強，血壓越高。

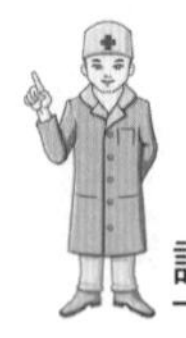

高血壓有一定的遺傳傾向，直系親屬之間的血壓有明顯相關性；不同種族和民族之間血壓有一定的群體差異。

危險因素面面觀

本病發生明確地與飲食習慣有關，尤其是食鹽。食鹽攝入越高，血壓水準和高血壓的患病率也就越高。有多份權威研究證實，食鹽攝入越多者，高血壓的發病率越高。每天食鹽攝入二克以下者，幾乎不發生高血壓；每天攝入三～四克者，高血壓的發病率為百分之三；每天鹽的攝入量在四～十五克之間的，發病率高達百分之三十三．十五；每天食鹽攝入量大於二十克的，高血壓發病率高於百分之三十。

可見，食鹽與血壓呈現出明顯的正相關。世界衛生組織的新提議：每人每日鹽攝入量由原來的六克改為五克。管控血壓，第一環節也就是控制鹽的攝入。

超重和肥胖也是導致血壓廾高的危險因素之一。而且，飽和脂肪酸的攝入越高（主要來源於動物的脂肪），平均血壓水準越高。以腹部脂肪堆積為典型特徵的中心性肥胖（俗稱啤酒肚）還會進一步增加高血壓等心血管與代謝性疾病的風險。觀察證實，四十五歲以上的大肚子男性，百分之九十七屬於血壓偏高者；女性六十歲以上的，百分之七十五屬於高血壓患者。而高血壓患者中，百分之六十七明顯地看上去屬於肥胖。因此，適當減肥，減少體內脂肪含量，控制體重，可顯著降低血壓。

吸菸是一種不利於健康的行為，也是心血管病（特別是高血壓）的主要危險因素。吸菸及吸入二手菸者都會顯著增加心血管疾病和高血壓的危險性。因為吸菸可導致血管內皮損害，加速血管內皮硬化，顯著增加高血壓患者發生動脈粥樣硬化的風險（後者的惡果是導致冠心病、心肌梗塞、中風等）。可見，戒菸的好處非常明顯，而戒菸越早越好，永遠不晚；且任何年齡戒菸均能獲益。

長期大量飲酒可導致血壓升高，已是研究定論，限制飲酒量則可顯著降低高血壓的發病風險。因此，盡可能戒酒或少酒，如飲酒則應少量——國際推薦的每日酒精攝入量：男性不應超過二十五克；女性不應超過十五克。換算成高粱酒、威士忌則不超過五十CC，葡萄酒／米酒不超過一〇〇CC，啤酒三〇〇CC（約半瓶以內）。而且，絕對不建議高血壓患者飲酒。

壓力大者易患高血壓

二十世紀中葉人們就發現，職業與血壓休戚相關。高壓力人群更易患高血壓，醫師中，急診科、麻醉科、外科手術大夫比內科及中醫科大夫平均血壓要高出不少，其中，急診科患病人數可以是中醫科的四～五倍；工作壓力越重，高血壓患者越多，計

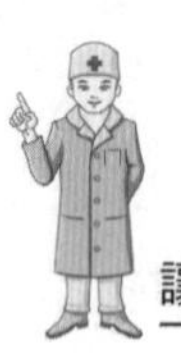

程車司機的高血壓發病率是同一都市公車司機的五～七倍（因為前者壓力更重）。今天的年輕人，高血壓患者也大大增加，高血壓正成為年輕上班族的最大健康威脅之一。

壓力大導致高血壓的機制已被確定：持續的高壓力工作，使個體始終處於緊張狀態；此時，應對這種緊張的體內諸多荷爾蒙（激素）會持續大量分泌，這些激素本身就會導致血壓的持續增高和血管的痙攣，以維持機體應激的需求；久而久之，習慣成自然（變成了他應對事件的常規性反應模式）；而持續的血管痙攣和高壓，促使他們比常人更容易和更早出現血管的硬化和血管彈性的喪失，因此，更早進入高血壓階段。對此，學會鬆弛，張弛結合是非常關鍵的要點。

新的調查證實，高血壓病人的發病年齡明顯趨於年輕化，中青年患者已占總人數的百分之三十四，特別是高收入、高職位、多應酬的中青年人，正成為高血壓的「新寵」，其中官員、科技精英、CEO等又是高血壓的「高危人群」。

睡眠不足，生理節律紊亂易患高血壓

研究證明，睡眠時間不足，患高血壓的風險增大。美國近期的一項研究發現：每天睡眠時間平均為五小時的人，與平均為六小時的人相比，五年內患高血壓的風險增加百分之三十七。此外，人們發現，作息沒有規律者，更容易患高血壓。因為，調控生理時鐘的激素也影響血壓，這類激素因為生理時鐘紊亂而分泌過多時，便會刺激血壓持續升高。研究者擾亂老鼠的作息規律後，發現老鼠體內這類激素大量分泌，不久老鼠血壓也飆升了。就此，人們可以解釋為什麼輪班工作者、空姐、飛機駕駛員、日夜顛倒者往往血壓不正常。同時告誡這些人群要特別留意血壓的變化及罹患血管性疾病的可能。

A型個性易引發高血壓

與冠心病等同樣原因，急躁易怒的A型個性者也容易罹患高血壓。臨床常看到一些人情緒激動時，面色發紅、發白、發青，甚至盛怒之下猝然昏倒，誘發中風，就是因為劇烈情緒變化刺激血壓突然升高。調查證實，個性過強，抱負太大，容易激動，遇事急躁，難以自抑，過分自我，或壓抑並抱有敵意，具有攻擊傾向的人，均可引起體內代謝失調，生理功能紊亂，不到四十～五十歲就罹患了高血壓。這種性格者，中老年後高血壓的發生率可高達百分之七十以上，因此，A型個性被明確為是高血壓病的易患因素之一。

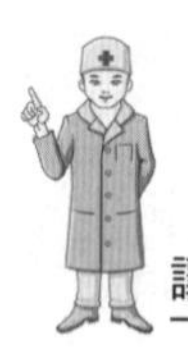

打呼：高血壓的「警報聲」

許多中老年人會打呼。研究證實，肥胖、嚴重打呼與高血壓有著密切的相關性。中老年男性中，偏肥胖點伴打呼的有百分之七十八屬於高血壓患者；而同年齡段的體型正常、不打呼的，僅占百分之二十一；偏肥胖點而不打呼的，血壓升高僅占百分之三十七。因此，打呼是高血壓的獨特徵兆。

女性也同樣。研究人員發現，百分之二十三～百分之三十的中老年女性常打呼，致使呼吸不順暢，導致腦部及全身器官氧氣不足、睡眠品質低。她們中間，近七成的是高血壓患者。更有意思的是，臨床發現，身材窈窕（不肥胖）、不抽菸的女性，一旦出現經常性的打呼，常表示有潛伏的高血壓和心臟病。

女性血壓波動的特點

一般說來，雌激素有保護血管作用，故中、青年女性血壓通常比男性穩定。然而，還有一些特殊規律，比如，生育胎次越多，患上高血壓的機率越高；初次生育年齡越小，發生高血壓的危險性也越大；值得注意的是，避孕藥也可引起血壓升高。

此外，由於生理原因，女性血壓有幾個階段更容易波動：

經前期。有些女性來月經前幾天常出現焦慮、煩躁、憂鬱、乏力等，行經後旋即消失，這稱為經前期緊張綜合症，這時候，往往伴有血壓升高。

孕期。懷孕後易發生高血壓，稱為妊娠高血壓綜合症。

更年期女性。更年期往往出現面部潮紅、出汗、頭暈、失眠、心悸、煩躁、並伴有血壓升高等，其特點是以收縮壓升高為主，血壓波動較大，可隨著更年期的結束而恢復正常。但也有很多女性從此以後就患上了高血壓病。因此，更年期被認為是女性高血壓危險期。因為此後，女性體內的雌激素水準將持續走低，血壓就越來越高。鑒此，更年期女性，一定要勤測血壓，以便及早發現，儘快治療。除一般的控制血壓方法外，還有一個補充天然雌激素的方法——每天食用一些黃豆或大量豆腐製品等，因為黃豆中富含植物類雌激素。

改善生活方式以調控血壓

去除不利於健康的行為和習慣，不僅可預防或延遲高血壓的發生，還可以降低血壓，提高降壓藥物的療效，降低患心血管病的風險。具體可簡單歸納為：減少鈉鹽攝入、控制油脂攝入、控制及降低體重、戒菸限酒、加強體能運動、按時作息、學會隨

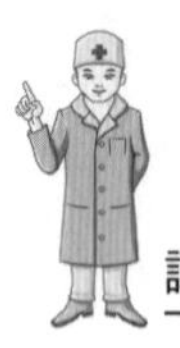

時釋放怒氣、穩定情緒、自我減輕精神壓力、自我排解鬱悶等。

前面介紹的A型個性調整法中的一些做法也有控制血壓的良好作用。

控制血壓，從方便的運動開始

美國明尼蘇達州大學流行病學專家J.David博士領導了一項研究，發現早期參加體能運動可明顯降低發生高血壓病的危險。他們在十五年內隨訪了四千例的男女對象，得出結論：平均每週運動五次的人與那些運動量低的人比較，其以後發生高血壓病的可能性減少了百分之十七研究還顯示增加運動量可進一步降低高血壓發病危險，一週每消耗一千五百卡熱量平均降低百分之十一的危險性。他們還發現，比較溫和的運動方式，逐漸增加運動量更為有益。

為此，他們推薦以下原則：

每週擠出少量的時間（三～五次／週），每次二十分鐘，只要是任何可以使你活動至少二十分鐘的運動都可以。例如：散步、游泳、打球、慢跑、引體向上等。也可以尋找代替的，簡單的和同樣有益的活動，如：逛商場、整理花園、做家務。

確定目標，持之以恆。

應立足完成每週三～五次，每次二十分鐘的活動量，如果可做的更多更好。

也可以兩個星期相加等於六個二十分鐘的活動量。

兩週後，計畫另外兩週新的運動，試著增加一項你所喜歡的運動方式。繼續這個過程，直到自我感覺運動量已經平衡為止，你會自動適應這個過程，使其成為你生活的一部分。

重要的是保持興趣，不斷更新；進行新的嘗試，隨時中斷那些你不喜歡，或感到厭煩的活動。

他們同時又提出了一些注意點：

運動並不是要每天一定要完成多少時間的、大汗淋漓、筋疲力盡的活動，運動量是一種累積——上下樓，或繞庭院散步三圈都是有效的。

運動並不一定花費很多，不需要昂貴的設備，不需要加入專業運動協會，也不需要特殊的飲食，只是活動一下筋骨而已。

唯一重要的就是保持興趣，不管哪一種新的嘗試，只要有興趣都可以。確保運動不會過量，必須避免劇烈的、過量的、有害身體的運動。

外用泡腳：降壓的妙招

有個典型病案很有意義：原來有個老病人，是肝癌患者。有一天，他匆匆忙忙跑

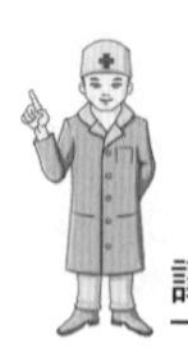

來告訴筆者，他的岳父因高血壓有危險，被醫院搶救了。當時問他「血壓多少？」他說「臉部通紅，上面高到二百八十，下面也接近二百了」。他請求筆者幫忙搶救。因為他是筆者的老朋友（老病友），筆者不忍心拒絕，但這種情況隨時都可能發生意外。這種情況下，筆者絕對不可能貿然開內服藥，萬一吃下去不久便出問題，責任太大！我急中生智，給他開了幾味中藥組成的外敷減壓方，讓他泡腳。因為病人在急救室搶救，醫生不斷在給他注射降壓藥，筆者讓他泡泡腳，怎麼說都不會被認為會引起危險的（醫師當然也應該有自我保護意識）。這幾味藥裡面有乳香、肉桂、夏枯草等，大劑量煮沸後，泡腳。因為理論上說，藥物（溫水）泡腳能擴張遠端（下肢）血管，遠端血管擴張後，可以反射性地帶動全身血管擴張，血壓肯定會下來。

他匆匆忙忙把藥拿去一個半小時左右，打電話來告知：連呼「神奇！神奇！」泡腳後十五分鐘左右後，病人臉就不紅了，血壓也快速下來了。其實，筆者相信，當時他的降壓西藥已經用到了頂點，這時候，可能已經出現了一種拮抗反應，降壓藥用得過量，受體麻痹了，失去反應了，然後，筆者建議的物理療法一用，迅捷擴張了下肢血管，誘導了全身血管的擴張，血壓便快速下降了。也許，前期的西藥已經將水煮沸到了九十八℃，筆者的外敷藥只是最後一度，催其生效了！

後來，他告訴我，他家老先生把這個方子視為珍寶，一直備著，隨時備用。而且，屢用屢效。在這個基礎上，我們也經常使用外敷藥來幫助其他患者降血壓，因為物理道理很容易解釋，效果的確可以期待。

切身體驗：調整生活方式，效果不錯

筆者可以自己的案例為例——筆者原來屬於拚命三郎之類的，考研究生體檢時發現自己血壓不穩定，收縮壓很高，也沒當回事。但到四十歲時，做例行體檢時，發現血壓真的很高，當時，經常發生頸項部很難受的「板直樣」感覺，筆者知道，那是血壓升高的典型症狀。找了一位心血管權威，他明確告訴筆者：你這輩子必須認認真真地吃降壓藥了。筆者想也應該。

但是，症狀並沒有完全消失，一勞累，血壓就驟然升高。後來，隨著自己對健康問題研究的深入，總覺得自己這樣做不是個辦法，自己是醫師，老靠藥物來控制，不行！所以，當一九九二年筆者全身體檢出現很多問題時，痛定思痛，覺得應該做出重大改變了。從那以後，筆者有意識地放慢了生活工作節奏，學會自我釋放壓力，放下了些不太重要的事情，減慢了步伐，一有空，就散步，走走，放放鬆。

最初，筆者還必須依賴藥物，然後，透過綜合的方式方法，再加上服用一些有軟化血管作用的靈芝片。從二〇〇四年開始，筆者突然發現自己的血壓開始明顯下降

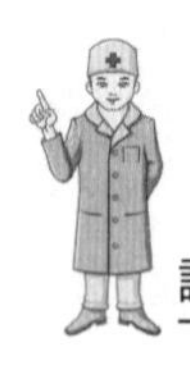

了，且非常穩定，一般臨睡前血壓就在一百二十／七十五～八十毫米汞柱。到現在為止，近十多年來，筆者基本不用降壓藥，除了偶爾到醫院體檢發現自己血壓有暫時性升高（醫師高血壓反應）外，平素血壓基本穩定。看來，調整生活方式，效果還真的不錯！

新近研究證實，降壓藥儘管可以將血壓控制到正常，但不見得降低了高血壓併發症的死亡率；而且，還會帶來諸多傷害。鑒此，與糖尿病同理，不是說血壓一高，就要吃降壓藥（我有個患者每天吃四種降壓藥，血壓是正常了，但症狀絲毫沒有解決，而且每天人乏力得很，暈乎乎的）。不妨調整調整生活方式，改善起居與飲食，看看能否有效；無效再尋求藥物治療也來得及。

六、慢阻肺：讓人備受煎熬而「去」

人身本無病也，凡有所病，皆自取之。

——明・虞摶《醫學真傳・虛損》

呼吸道不通，備受煎熬

慢阻肺，全稱「慢性阻塞性肺病」（chronic obstructive pulmonary diseases，簡稱COPD），是一類以逐漸削弱患者呼吸功能、破壞肺部組織結構為特徵的疾病群；包括常見的慢性支氣管炎、肺氣腫、支氣管哮喘、支氣管擴張、肺癌等疾病。它的病理特徵是持續存在的氣流受限，且氣流受限呈進行性發展，常伴有呼吸道和肺對有害顆粒或氣體所致慢性炎症反應的增加。通常表現為三部曲：支氣管炎、肺氣腫、肺心病，最後往往死於呼吸衰竭。本病一旦進入進展期，通常不可逆，只能減輕症狀，阻止病情發展。而且，晚期患者往往因為咳喘頻作，動輒氣急而備受煎熬，非常痛苦。

目前，慢阻肺患病人數眾多，死亡率奇高，社會經濟負擔很重，而且患者往往生不如死，十分痛苦，已成為影響人類健康的重大公共衛生問題。研究證實，慢阻肺在全球疾病死亡原因中，僅次於心臟病、腦血管病和急性肺部感染，與愛滋病一起並列第四位，全球每分鐘就有五個人死於慢阻肺。

世界衛生組織專家預測，隨著抽菸人群的增加及空氣污染（如陰霾天）的加劇，到二〇二〇年以後，進一步進入慢阻肺死亡的高發時間段，每年死於此病者將日漸增多。

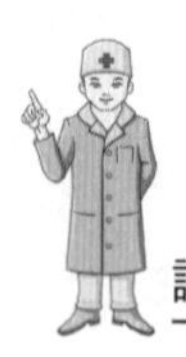

然而，非常明確的是：慢阻肺是一類可以防範其發生及發展惡化的疾病。鑒於本病的高死亡率、晚期的不可逆特徵和極度痛苦生存狀態，及早防範此病便成了芸芸大眾的「不二選擇」。

元兇明確：抽菸與空氣污染

本病的元兇非常明確：罪魁禍首就是吸菸。吸菸已經被確定為是導致慢阻肺的主要危險因素。長期抽菸者比不抽菸者本病的發生率要高出三・五～四・七倍；而且，呈現出明顯的量效關係：菸抽得越多，量越大，時間越長，慢阻肺患病率越高，症狀往往越嚴重。研究證實，長期大量吸菸與慢阻肺的發生密切相關。百分之五十五的重度吸菸者最終發展為慢阻肺，百分之九十的慢阻肺患者是吸菸者。

此外，吸入二手菸、三手菸也是本病的危險因素。有研究證實：吸入二手菸可導致呼吸道症狀以及慢阻肺的發生；孕期婦女常吸入二手菸危害更大，可能會影響胎兒肺臟的生長及在子宮內的發育，並對胎兒的免疫系統功能造成一定影響。

環境中的各種有害物質是本病的又一大類危險因素：包括接觸職業粉塵和化合物、燒生物燃料（如燒柴火）、室內空氣污染、戶外大氣污染等。當職業性接觸粉塵及化學物質（煙霧、過敏原、工業廢氣及室內空氣污染等）的濃度過大或時間過久，均可導致與吸菸無關的慢阻肺發生。

某些特殊物質、刺激性物質、有機粉塵及過敏原的接觸，則能使呼吸道的反應性明顯增加。空氣中的化學氣體，如氯、氧化氮、二氧化硫等，對支氣管黏膜有直接的刺激作用和細胞毒性傷害。空氣中的煙塵或二氧化硫明顯增加時，慢阻肺急性發作顯著增加。其他粉塵，如二氧化矽、煤塵、棉塵、蔗塵（包括粉筆灰）等也可刺激支氣管黏膜，使呼吸道清除功能遭受損害，發生炎症，而利於細菌入侵。

此外，烹調時產生的大量油煙和生物燃料產生的煙塵與慢阻肺發病也有關，生物燃料所產生的室內空氣污染可能與吸菸具有協同作用，特別是燒烤類的油煙、高溫油煙都是明確的危險因素。

幼兒期呼吸道感染，可造成呼吸道的屏障發育不良，成年後易於被感染；成年人呼吸道感染後不及時控制，遷延日久，都可誘發慢阻肺。

再者，近期炒得沸沸揚揚的冬季陰霾天氣，可能進一步加劇患者病情，陰霾天氣不完全是降塵的問題，一些被環境污染的病毒性氣體被人體吸入後，顆粒會在呼吸道內沉積，造成健康損害。最新研究也證實，鼻病毒與流感病毒是慢阻肺急性加重的常見原因。上呼吸道病毒感染是慢阻肺頻繁加重的原因之一。

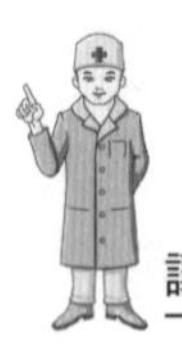

不可小覷的 PM2.5

PM2.5 是近來受注目的新名詞，它是伴隨著陰霾天（霧霾天），陰魂不散地死死纏著人們而深受關注。所謂 PM2.5，是說直徑小於二．五微米的細微顆粒物，霧霾中往往瀰漫著這類細微顆粒物。它可以對呼吸道等造成直接傷害。三十多年前，人們開始注意到微顆粒物污染與健康之間的關聯。二〇〇〇年的美國，由於微顆粒物污染造成的死亡人數為二萬二千～五萬二千人，歐洲則高達二萬。二〇一三年，研究已證實微顆粒物會對呼吸系統和心血管系統造成傷害，導致哮喘、呼吸道感染、肺癌、心血管疾病、出生缺陷和過早死亡，尤其是可以明顯地增加慢阻肺的發生率及死亡率。

幾年前，曾有一份研究結果證實，廣東地區的肺癌發生率從二十世紀五十年代末到二十一世紀初，呈現出一個非常明顯的升高特徵：隨著陰霾天的持續增加，肺癌的發病率也呈現出明顯正相關的直線上升。一個著名的呼吸道專家，更是強調指出「廣東人的肺都是黑的」。說「肺黑」，儘管是個笑話。但也說明空氣中 PM2.5 之類的明顯增加，空氣嚴重被污染是導致慢阻肺之類疾病高發的重要因素之一。

從機理上看，小於二．五微米的細微顆粒物，非常容易吸附各種有毒有害物質；由於其體積又特別小，故具有很強的穿透力，可直接抵達細支氣管壁，干擾肺內的氣體交換，危害很大。《美國醫學會雜誌》發表的研究證實：PM2.5除了造成呼吸道明顯傷害外，還會導致動脈斑塊沉積，引發血管炎症和動脈粥樣硬化，最終導致心臟病和心肺綜合症。當空氣中PM2.5的濃度每增加10微克/米3，總體的死亡風險就會上升百分之四，心肺疾病帶來的死亡風險上升百分之六，肺癌等造成的死亡風險上升百分之八。此外，PM2.5極易吸附有機污染物和重金屬，使致癌、致畸、致突變的機率明顯升高。最小的顆粒物還可以透過細胞膜到達其他器官，包括大腦，引發腦損傷（包括老年癡呆症）。

因此，對於陰霾天和PM2.5，決不可等閒視之。每個公民有責任和義務積極配合政府和各個相關責任部門一起同心協力，控制好我們的空氣品質。例如，個人至少可以少開車，儘量不買大排量的車，多享用便捷的捷運等公共交通。

另一方面，如果霧霾天，PM2.5增加了，我們應有效作出防範，如盡可能少到公共場所，或者至少戴上口罩，一定程度上還是可以減少傷害的。

社會及經濟差異：影響本病的因素

臨床觀察證實：影響本病的發病因素中，社會、文化及經濟地位也是重要因素之一。社會地位偏低，文化水準一般，經濟條件偏差者，更容易罹患慢阻肺。因此，

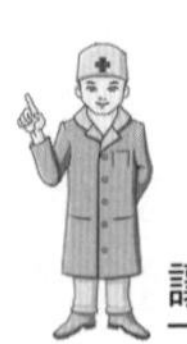

COPD的發病與患者社會經濟地位相關，這是個定論。

分析其深層次原因有三：

一是文化水準一般，經濟地位偏差者，健康意識差，「康商」偏低，缺乏自我保健意識；除了營養水準差些外，相應的，他們的生活方式也往往更不健康些（包括抽菸等的不良行為習慣也更多些）。

二是居住條件差些，環境中污染可能性亦大些，被感染的機會多些。

三是有了咳嗽等的呼吸道感染，他們每每選擇能拖就拖，很少會第一時間尋求醫生幫助，借助藥物加以控制，因此，轉變為慢性呼吸道感染的可能性大些。

總之，本病的高發，還與社會地位、文化水準、營養狀況、經濟條件、居住環境等的差異有一定內在的聯繫。本病的防控，要充分考慮這些差異，採取針對性的對策。

高危人群及早期徵兆

年齡超過四十歲的，有長期大量吸菸史的，工作或生活環境中與有害物質有較多接觸史的，經常出現咳嗽、咳痰、氣短等症狀的，是本病的高危人群，應及時做必要的肺功能檢查，及早開始防範。

此外，平素容易反覆感冒的，有哮喘或過敏史，或支氣管擴張史，或鼻炎（副鼻竇炎）病史的，從事化工行業的，烹飪掌勺的，長期在粉塵中或煙霧中工作的，也都屬於高危人群，須加強注意，及時控制呼吸道炎症。在冬季流感流行和陰霾天氣中，可能進一步加劇慢阻肺患者的病情。這些，都需要引起高度重視。

慢阻肺的早期徵兆並不突出，最常見的就是經常性的咳嗽，偶爾氣急等。這些，往往容易被人們所忽略。進一步發展後，可出現的常見症狀是活動後呼吸困難，每到冬天反覆（甚至長期）咳嗽、咳痰。急性發作時，可表現為肺部感染、支氣管炎等，而且，肺部感染冬季更為常見。其他症狀還包括氣急、胸痛、踝關節腫脹、指端肥大、指甲變化（缺氧之故）、體重下降和心情憂鬱等。

進一步發展，則出現終年咳嗽，白天好一點，體位改變則咳嗽加劇；能進行一般日常工作，平地走路一般無氣短，但上坡、爬樓比同齡人氣短；稍微做粗重工作，則氣喘吁吁；冬天一動就會咳嗽、感染等，很多患者冬天不敢出門。再發展下去，則平素一般日常活動就氣短、氣喘，終年咳嗽不停，生活嚴重受到限制；最後，穿衣、吃飯都會出現氣短，而且，咳嗽不止，完全喪失生活自理能力。到這時候，有些人感到生不如死，痛苦萬分。

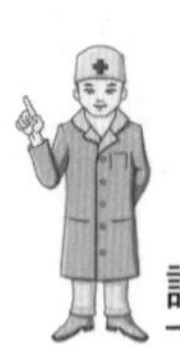

警惕：青少年是慢阻肺「後備軍」

近年來，隨著青少年留戀於過早吸菸、上網成癮、有氧運動減少等不良生活方式，影響了他們呼吸系統的發育，致使肺活量降低。這些，使得青少年人群成為慢阻肺的「後備軍」。研究證實，從十五歲開始的男性和十五～二十歲開始的女性，吸菸率明顯增加，體能活動大幅度減少，意味著慢阻肺的患病年齡將明顯年輕化，患病率會進一步增高。

預測可知，今天的十五～二十歲嗜菸青少年，二十～三十年後（當他們剛剛進入四十～五十歲時），很多人就會被慢阻肺所困。而且，由於綜合因素作用（嗜菸、體能活動減少、青少年多有網癮、坐姿不正影響肺部發育），他們不僅遠較父輩們更早進入慢阻肺階段，且往往病情更為嚴重些。

研究已經顯示，近五年間，青少年的肺活量平均降低了百分之十～百分之三十五。有的孩子，肺活量甚至降到只有三〇〇CC了。肺活量是一個人體能健康最重要的衡量標準之一，如果肺發育不良，易被污染侵襲，很易患上慢阻肺。十～二十年後慢阻肺患病人數將會猛增，其後果不堪設想。因此，未雨綢繆，儘快做好這部分慢阻肺「後備軍」防範工作，刻不容緩。

精於裝修致慢阻肺

臨床上，經常遇到「怪病」求治的人，大都有個特點，新家或者新辦公室剛剛裝修完畢，便匆匆入住，之後或出現咳嗽、身癢、眼癢、咽痛、喉頭有痰等，或表現為喉不適、胸悶、頭痛、氣急等；但一旦離開房間或辦公室，換個環境，到空氣清新之處，往往症狀就戲劇般地緩解，以至消失；有的長期待在裡面還可以出現呼吸不暢、慢性支氣管炎、哮喘發作等。

其實，這是裝修材料惹的禍。人吸入裝修材料釋放出來的甲醛、苯等污染物後，呼吸道會受損，輕者出現一些輕微的上呼吸道疾病症狀；中度者會引起咳嗽、胸悶、呼吸困難及支氣管哮喘急性發作等（後者可稱「裝修性哮喘」）；更為嚴重的則可誘發慢阻肺的形成。

筆者有一位女性患者，十年內搬了四次家，新裝修了三次，原本沒有哮喘史，先生不抽菸，第四次搬家後不久，出現明顯的氣急、咳嗽、痰多等的症狀，一查，中度肺氣腫，有慢阻肺趨勢。始終弄不清楚緣由，後來總算弄清楚是裝修惹的禍，患了苯中毒性的慢阻肺，好在還算是早中期。原來，她幾次裝修，又要講究漂亮，又要考慮省錢，選擇的裝修材料都是些外表漂亮的水貨，含苯、甲醛等都嚴重超標，長期居住

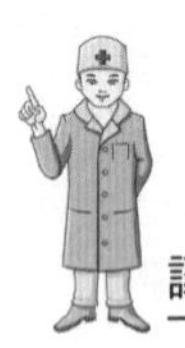

室內，持久刺激，支氣管黏膜嚴重受損，反覆修復，最終形成慢阻肺。

因此，避免「裝修性」慢阻肺需要引起人們的重視，可考慮以下步驟：

1. 裝修材料及傢俱應首選綠色環保的，不能圖便宜。
2. 裝修後要保證新房通風一～二個月後再入住。
3. 已入住新房的，要每天定時開窗通風，保持室內空氣流通。
4. 要注意室內環境的檢測與整理。
5. 住進後如果出現不適，包括出現很像感冒等的症狀，及時就診。

高溫油煙烹調，也會促成慢阻肺

我們的研究證實：高溫油煙及燒柴火時的煙燻，是導致女性肺癌的高危因素之一。女性家庭主婦中許多肺癌患者就是因於此，女性中老年人的慢阻肺，約三分之一也是源於此。原因在於高溫油煙中及柴火煙霧中大量微細顆粒直接傷損了支氣管黏膜細胞，導致炎症發生，自我進行修復；反覆持續，最後常可發展成慢阻肺。對此，也要給予充分重視。

盡可能不用高溫烹飪，特別是高溫油煙，已有研究提示有致癌可疑。

烹飪時，注重通風；新廚房對油煙機要有所講究；可能的話，加強通風，減少煙燻可能。

家庭主婦一旦有咳嗽感冒，別忽視，及時治療。

防範「阻」的進一步加劇

慢阻肺的防範，核心是阻斷「呼吸道阻塞」的進一步發展。而要做到這一步，關鍵在於減少不良刺激，盡可能避免炎症發生；若有炎症，及時控制；提高體能；開發潛在肺功能等。

研究證實，如果及時戒菸，慢阻肺的發生率可減少百分之七十～百分之九十。臨床觀察顯示：幼兒在二歲內反覆呼吸道感染，成年後患慢阻肺的風險會增加百分之五十。因此，對於本病，防控的第一要義是及時戒菸；第二要義是減少感染與感冒，並及時控制炎症與感冒，千萬別以為咳嗽感冒是小事而人為地拖延。

同時，努力注意保持自己生活工作環境中的空氣良好，平時注意通風。

冬病夏治，培土生金

對於慢阻肺，中醫學有一個方法值得一試：中醫學認為脾屬土、肺屬於金，培土可以生金，就是健脾、調整脾胃功能，可以一定程度改善肺的功能。其實，中醫學的

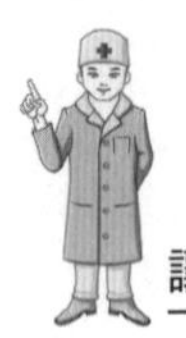

「培土健脾」可以明顯提高自身免疫功能，免疫功能改善了，對炎症的防範和損傷修復能力增強，自然可以減緩慢阻肺的發展過程。而且，對於此病，中醫學非常強調「冬病夏治」，很有優勢。

呼吸訓練：幫助開發潛在動態肺功能

我們早先參與的研究證實：儘管慢阻肺、肺功能大幅度的下降，理論上說是「不可逆」的（無法修復的），但是靜態肺功能的喪失（下降），不等於說不可以有所改善，因為肺是有巨大潛能的。透過呼吸功能的訓練，開發潛在的動態肺功能，還可以一定程度上改善肺活量，糾治某些病理情況。我們早期參與的研究證明了這一點。這種呼吸訓練方法有多種，郭林功、太極拳等都有一定效果。在此，介紹兩種方法可以一試。

腹式吸氣法。指吸氣時讓腹部凸起，呼氣時讓腹部凹入的呼吸法。許多養生功法裡都有此法。通常，訓練時兩手分別放在前胸和上腹部，用鼻子緩慢地吸氣，同時，膈肌鬆弛，腹部的手有向上抬起的感覺，而胸部的手則原位不動；呼氣時，腹肌收縮，腹部的手有下降感覺；每次呼吸延續十秒左右（每分鐘約呼吸五～六次），就此重複循環多次。可每天進行多次練習，每次訓練腹式深呼吸五十～六十次（十分鐘）為宜；借此，逐漸養成平穩而緩慢的腹式深呼吸習慣。

需注意的是，呼吸要深長而緩慢，儘量用鼻而不用口。

縮唇呼氣法。指以鼻吸氣、縮唇呼氣，即在呼氣時，收腹、胸部前傾，口唇縮成吹口哨狀，使氣體透過縮窄的口型緩緩呼出。吸氣與呼氣時間比為一：二或一：三。要儘量做到深吸慢呼，縮唇程度以不感到費力為適度。每分鐘七～八次，每天鍛鍊二次，每次十～二十分鐘。

如果年紀尚輕，可經常進行有氧運動，這也是開發潛在動態肺功能的好方法。特別是游泳、散步、慢走等。已有研究證實，游泳對於早期慢阻肺的防與治都有明顯的功效，不過需要持之以恆。

七、防癌，常比避免炎症方便些

癌症只是慢性病，防範癌症，常比防範炎症更方便！

——何裕民《別讓癌症盯上你》

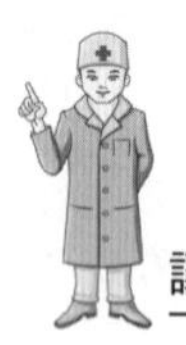

癌症，攀升到第一位的「殺手」

不知道從什麼時候開始起，癌症悄悄地聚集在人們身邊，變成了人類健康的第一殺手。

客觀地說：一有人類歷史，就有了癌症。所以，史書中關於癌症的記錄可以追溯到五〇〇〇年前。然而，癌症真正成為人類巨大威脅是近幾十年的事。六十五歲以下被認為是一個非正常死亡（非天命死亡）的年齡段。也就是說，是自身因素造成的非正常死亡，四成裡有超過一成是死於癌症。因此，它名符其實地成了人類的第一殺手。如果再考慮到老年人，老年人的癌症發病率更高，那麼這個死亡百分比還會上升。

其實，二十世紀末美國專家就預測：如果人類壽命提高到九十歲，男性將有百分之四十七，女性將有百分之四十二最終因癌症而死亡。因此阻斷癌症，或者減緩癌症對人類生命的威脅，是呵護健康、延長壽命的關鍵。

然而，人們的認識並非如此，「十個癌症九個埋，還有一個不是癌」，坊間傳聞甚囂塵上。人們普遍患了恐癌症。因此，關於癌症的話題，我們已出了多本比較暢銷的著作：如《癌症只是慢性病》《別讓癌症盯上你》《從「心」治癌》等。其中，有一個重要的思考：中國人對癌症需要有一個全新的明確認識。

癌症只是一類慢性病

儘管癌症的發病率在持續攀高，死亡率也居高不下，但進入二十一世紀以來，人們越發認識到「癌症其實只是一類慢性病」。

對於癌症只是慢性病認識的形成，有三個充足的理由：

第一，癌症的發生是個緩慢的過程。從早期細胞的蛻變，一直發展到原癌細胞、原位癌，再發展到癌症，出現轉移等，最快大概也要五、六年時間，一般需要二十～三十年時間，所以，它是個緩慢的、漸進的發展過程。

第二，絕大多數癌症在發展過程中，是走走停停的。條件適宜的話，它會「走」得快一點；條件不太適宜它的話，它會慢下來；甚至，部分癌變細胞會倒回去，回歸正常。

第三，癌症即使已經發生了，臨床已經確診的癌症，應對措施得當，三分之一的癌症是可以自癒的，三分之一的癌症可以延長壽命，讓患者以比較高的品質繼續活下去的。因此，從這個角度看，患了癌症，不是山崩地裂、世界末日到來，並不像人們想像得那樣可怕。

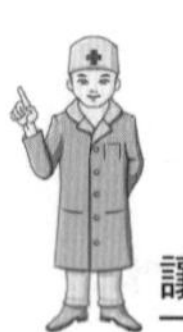

還有一個資料可以佐證：研究證實，美國人被確診為癌症後，平均還能活十一年！能活十一年，考慮到患者大都是上了年紀的，不是慢性病又是什麼？冠心病確診後平均能活十一年嗎？不見得！故從這個角度看，也證明癌症是慢性病。

再次，屍體研究證實：有些老人因為其他因素死後，屍體解剖中發現有癌症。也就是說，像血管硬化、骨質疏鬆等一樣，可以在生前沒有表現出臨床症狀，體內卻存在著癌症，或者說他一直帶癌無症狀地生存著。這種情況在其他慢性病中也同樣可以存在。

第四，實驗研究發現，若給予適當的治療，包括調整機體免疫，改善體質等多方面的調整，多數癌症患者可以相安無事長期生存著，甚至退回到原始的早期狀態（甚或癌症會完全消失）。臨床研究也同樣：美國有份很有意思的研究，乳癌患者沒轉移的十五年生存率可達到百分之八十七；有轉移，做過手術或化療等綜合積極治療的，十五年生存率仍舊可高達百分之八十二！這是一個什麼概念？只能明確說它是種慢性病。

因此，眾多因素綜合在一起，進入二十一世紀後，人們逐漸形成一個「共識」：認定癌症只是一類慢性病。甚至包括有了轉移的癌症，也可以把它變成慢性病。

防範癌症，比防範炎症方便

其實，人們還可以從另一個角度去考慮：就是從某種意義上說：防範癌症，比防範炎症更重要，也更為方便些，主動些。

誰都知道，近年來，SARS、禽流感、超級病菌、H7N9等不斷造訪人類，這些病的流行，防不勝防，引起了人們一陣陣的恐慌。因為病毒細菌無處不在，隨時可能侵襲你。因此，這種疾病我們能做的只是紮好籬笆，做好公共防疫工作。儘管對腫瘤確切的發病機制人們梳理得還不完全，但現在已經很明確：癌症是由綜合因素所導致的，既有基因問題，更多的是生活方式問題。今天，百分之八十的都市癌症，其發生是和生活方式不當有關，因此，完全可以防範。對於來去無影蹤的病毒細菌，個體的你我無法防範。

但是對於和自身休戚相關的不良生活方式，人們可以及早採取措施，加以防範。幾十年前，人們只是說三分之一的癌症可以防範，今天，世界衛生組織明確宣佈，百分之五十的癌症可以防範，也就是一半的癌症可以透過防範加以杜絕。可見，從這個意義上來說，防範癌症遠比防範炎症來得更為方便些、主動些、有效些。

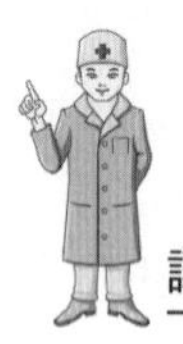

以「同花順」方式阻斷癌症

現已有充分證據證實，癌症的發生就像湊齊了的「同花順」一樣，是多個因素疊加在一起後的惡果。促使癌症發生發展的，既有基因因素，如基因偏差及表達的偏弱、偏強等；又有代謝問題，如飲食過剩、膳食結構不良或食物被污染等；也有內分泌紊亂；還有心理或個性的偏頗、情緒的異常；更有衰老因素、自由基堆積；及其細胞克隆的差錯等，另外，還包括過分疲勞、免疫或代謝能力低下等諸多問題。

所以，癌症早期的醞釀過程，對個人來說也許不一定意識到，但追溯一下病情發展歷程，可以發現其實往往是諸多因素疊加在一起所造成的效應，到了晚期，才湊成一副「同花順」牌。因此，防範癌症，我們也強調要從多個環節做起。包括均衡飲食，調整代謝，適度體能活動，以及養成平時良好的生活方式、良好的心理行為，摒棄抽菸、喝酒等陋習等。也就是說，同樣要以「同花順」的方式來阻斷癌症的發生。

在三十多年臨床癌症防治經驗的基礎上，我們宣導了癌症防範的多樣方針，其中強調：對已經確診的癌症患者，主張要用以下方針加以防範：

①要有正確的知識，用正確的態度來對待它。

②要有正確的醫療對策，恰到好處的醫療措施。

③它是慢性病，需要合理、科學且適度的藥物治療。
④飲食是防控癌症的重要一環，飲食習慣可以由你自身所掌控。
⑤形成良好的精神心理和情緒狀態。
⑥要經常進行各種合適且適度體能鍛鍊。
⑦要善於尋求社會支持，加強社會交往。

當然。還可以加上第八點——重視前面所說的「蛛絲馬跡」現象，一旦出現「蛛絲馬跡」，不管是否已經生癌，都說明已經在向你發出警告了（或者是生癌信號，或者是復發警報），你不能再不以為然了。

這些措施整合在一起，我們就可以有效地阻擊癌症。

管住嘴，可減少百分之四十的癌症發生和死亡

今天的癌症和過去的癌症不完全一樣。由於生活方式巨變，營養不良對世界大多數先進國家和都市人來說已經成為過去式。今天都市的癌症，主要是營養過剩為主因，因為膳食結構不合理。人類過去歷史上，百分之九十五以上的時間是飢荒的、營養不夠的，近年來（西方稍微早一點），人們快速進入了物質生活豐腴和過剩的時代，而我們的腸胃和消化代謝系統的進化沒有跟上；因此，代謝紊亂就變成了普遍問

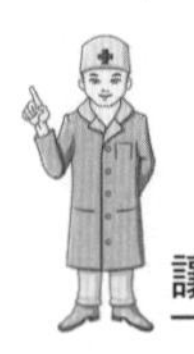

題，富營養化的癌症也就接踵而至。

例如，大都市的高發癌症，從腸癌、乳癌、卵巢癌，到胰臟癌、肝癌、肺癌、前列腺癌等，都往往和營養過剩、膳食結構不合理有關。因此，世界衛生組織國際會議上就強調：如果能促使民眾管控好飲食，調整好膳食結構，可以減少將近百分之四十的癌症發病率和死亡率。

四個調心原則：消解癌症性格

心理及個性因素在癌症發生中產生約百分之二十的作用，因此，築好心理籬笆，也是防癌工程的重要一環。對此，我們在《好身體需要好性格》中作了較全面的闡述。在此，僅從略而談，介紹四個調心原則，可以幫你消解「癌症性格」，減少癌症帶給你的麻煩。

第一原則：釋放壓力。人們生活在現實的社會裡面，不可能沒有壓力。沒有壓力你就沒法生活下去。但是有壓力，你要會釋放，要及時釋放，才能有利於身心健康。否則，日積月累，滋生內在癌變。

1.要學會區分一、二、三。學會分清哪些事情是一類的，非常重要的。哪些事情是二類的，不太重要的。哪些事情是三類的，很不重要的。一、二、三區分好以後，你就會有很多東西都能放下來了。

2.要想好退路。做任何事情都要把退路想好了。這件事情我沒做好，結果會怎麼樣？最壞的結果會怎麼樣？你把最壞的結果想明白了，就會覺得沒什麼大不了的。

3.如果某段時間你覺得很緊張、很有壓力，可以在辦公室做些輕巧的放鬆鍛鍊。比如說，用頭、背部撞撞牆，做幾個腹式深呼吸，或做一段體操，甚至閉目養神，都可以緩解緊張、釋放壓力。

第二原則：走出憂鬱。生活在現實社會中，生活在競爭激烈的環境裡，不認認真真做事，肯定會被社會淘汰、被邊緣化的。但是，過分認真、事事都一絲不苟，對自己的傷害又特別大。首先就容易憂鬱，憂鬱又可以滋生出多種疾病。特別是癌症等，因為研究已經證實：憂鬱是癌變的催化器。

第三原則：穩定心理。穩定心理，也就是穩定情緒。壓力學會釋放了，憂鬱逐步消解了，你的情緒就可以慢慢地穩定下來。

一個好的心態可以預防癌症。因為好的心態，可以使人精力充沛、心情愉快，那麼生活品質就高，這樣在日常生活中，就會吃得香、睡得好，保證了人體營養的正常吸收，保住了人的體力。那麼，身體的免疫力自然就會提高。

第四原則：優化個性。有人經常會說：我生性就這樣，改不了了。你的性格，不是不能夠改，關鍵在於你自己是否意識到需要改，然後努力去改。人的個性無所謂好壞，一旦某種個性影響到健康了，你不改也得改。不改影響你的健康，你必須改。沒有比生命更重要的了，除非你不重視生命。所以，優化個性是必須的，每個人都需要。

溫馨提示：多憂鬱，少樂觀，凡事太糾結，是癌症「嚮導」；少憂鬱，多樂觀，萬事想得開，是防癌的有效措施之一。

多接觸自然，助你遠離癌

長期與癌症患者接觸中，漸漸讓我發現促使癌症發生發展過程中還有一個很重要的因素，就是人們離自然越來越遠。

以前，人們幾乎時時刻刻都在接觸自然，而且，親密地與自然融匯在一起。而當今，社會及科技的發展，導致人們接觸到的都是人造環境——我們居住的是裝修非常豪華的房間，所用的裝修材料大都是化工的；我們夏天用冷氣，冬天用暖氣；我們上下班不再步行，以車代步；我們週日多數躲在家裡，要麼懶睡，要麼盯著電視或電腦，目不轉睛；即便有空，也很少有人再會想到去大自然采采風，呼吸呼吸新鮮空氣；在過去，夏天晚間空閒後，大夥都是三五成群，聚集在月光下，聊天、打牌，而今天呢？再也不見此類風景了，人們已經很少和自然接觸了，普遍的，我們離自然越來越遠。

這些人造的環境，導致人們身體功能的普遍退化、弱化、弱不禁風。只要看看我們的下一代，中學生，一節體育課多少人上不完，一次長跑，多少人送醫院……可悲！和自然環境的長期脫離，使人們的生存能力、免疫能力大大下降；和人造環境的過多接觸，又有大量有害化工物質不斷侵襲。因此，今天的人，從某種意義上說，就像暖房裡的花朵，儘管很漂亮，然而病蟲害卻特別嚴重，不禁風霜，很容易被侵襲。

因此，我們不僅要保護好自然環境，而且要努力地親近自然，多接觸自然，與自然融為一體。也許，這對我們每個人守住健康、防治疾病、頤享天年來說，都是非常重要的。

防癌：需要創造良好人文環境

要創造良好人文小環境，要從每個人自己做起。其實，做到這點不難，可以學學儒家思想、道家學說、佛教學派……一句話，先學會給對方寬容，學會包容一點，「包容性共事、成長、生活」，包括對同仁、對家屬、對子女、對所有的接觸者。也許，久而久之，對方就會回報你「寬鬆」，一個鬆弛的生活工作小環境！多好！可見，創造良好的人文小環境要靠我們每個人主動努力地去做。

平常心，可讓癌細胞「呆」在體內不發展

筆者有個病人現在已經有一百零四歲了，她生的是腸癌，她的心態就非常從容。西哈努克親王也是，他生了四種癌，活到了九十多歲。而他的先輩們，都活不過七十多歲！所以，如果讓癌症盯上，平常心可以讓你更長壽。

癌症是慢性病的一大特點在於：如果平常心對付它，它常常可以和你相安無事，長期共存。筆者臨床中接觸的胰臟癌患者很多，有個胰臟癌患者，二〇〇〇年初開了刀，又縫起來，因為晚期了，沒法做手術了。但她是個粗線條的人，心態很好，大大咧咧，優哉遊哉的，每天照樣享受她自己喜歡的生活，現在快快樂樂活了十三年。而且，二〇〇三年時，她因為膽囊炎、膽結石發作，只能手術切除，術中醫師認真做了檢查，發現胰臟癌症居然完全消解了。奇蹟真的發生了！對此，電視台還專門做了報導。

根據我們對四萬多例癌症患者追蹤觀察，證實越是心急的，越是想儘快取勝的，往往效果越差！這就非常典型地印證了著名的「斯托克戴爾定律」。因此，回過頭來看：忍著一點！像對付冠心病、高血壓、糖尿病那樣對付癌症，讓癌細胞呆著體內，延緩發展或者不發展，甚至於往回倒過去，是最聰明的方法。

適度運動，少生癌症

美國專家曾對某大學五千三百九十八名女性進行健康分析，發現經常運動的女性患卵巢癌、子宮頸癌和陰道癌的可能性，比不運動的女性低百分之六十；患乳癌的可能性，比不運動的女性低百分之五十。研究證實，每日三十分鐘以上的有氧運動，有助於降低患癌的風險。

二〇一二年四月，美國癌症學會也發佈最新指導手冊：敦促醫生指導患者注重飲食及身體鍛鍊。指出有充分證據證實，這兩種習慣有助於防止癌症復發。

報告指出，過去五年裡開展了百餘項涉及癌症倖存者的研究，從他們當中許多人的情況來看，經常鍛鍊和健康的飲食與癌症復發率低和活得更長久有關聯。

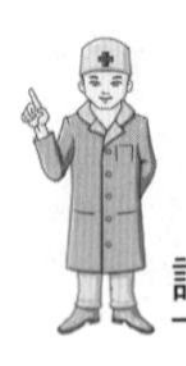

融入社會，利於癌症康復

我們一直在宣導群體抗癌。積極主張癌症患者應嘗試參加抗癌團體，因為近二十年的實際經驗告訴我們：這樣做，將大大有益於患者的抗癌過程及康復進程。

英國遺傳學家馬太教授進行的荷瘤老鼠實驗證實，盡可能地和同類接觸，腫瘤會明顯縮小。「動物與其社會環境之間的交流抑制了腫瘤的增長。大大超乎一般人的想像。」老鼠是一種自然群居動物。

在實驗中，研究人員將五個為一組安置在一起，並提供充足的食物和玩具，就可以出現有助於癌症康復的跡象。進一步，如果把荷瘤老鼠放置在一個有十五或二十隻老鼠組成的「大家庭」中，獲得充足空間、食物和玩具，那麼它們所生的腫瘤很快進入自然康復過程。經檢測，一個月後腫瘤品質縮減了百分之七十七，腫瘤體積減小了百分之四十三。而且大約二分之一患癌的老鼠在入住新家的三週內沒有表現出惡化趨勢；相反，住在擁擠而單獨房間裡的老鼠卻不會出現這種情況。這一結論，令人驚訝。

針對這一事實，美國俄亥俄州立大學的杜林教授指出，生存環境中社交活動及其豐富程度是癌症康復關鍵之一；只注重鍛鍊的動物沒法收到同樣的效果。這種做法的主要目的不是減少壓力，而是讓老鼠過一種豐富多彩的生活。

杜林教授說：「大家不能孤立地看待癌症。這麼多年來，醫生只善於借助手術、放化療治癌，卻很少涉及生活方式等方面。如果我們把病人放在環境和社會交往中去考慮，那麼我們就會發現什麼才能真正影響癌症的治療效果。大家沒有理由懷疑這一研究不具有一般性。」

鑒此，我們呼籲患者及其家屬，儘快行動起來，積極投身到群體抗癌中去，在這一過程中，你不僅能夠享受群體交往的快樂，一掃孤獨的鬱悶和恐懼，而且能夠增強體力，改善吃與睡，活得更有滋有味，更為重要的是它有抗癌功效。

第三篇

管理自我健康需要新模式

從未得病和長壽的人，並非運氣好，而只是他們的生活習慣有意無意地與大自然規律相符合罷了。同樣，偶爾生病或總是生病的人，也並非運氣壞，他們絕不是疾病的犧牲品，他們的疾病完全是可以預知的錯誤行為的結果。

——格言

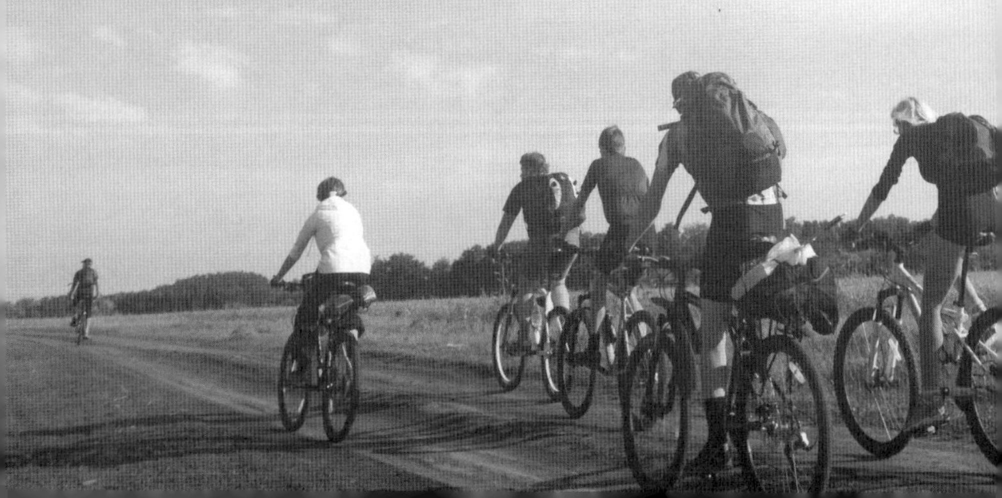

一、學會智慧地生活

從健康延年角度說，古希臘醫學之父希波克拉底已有箴言：「陽光、空氣、水和運動，這是生命和健康的源泉。」

健康長壽的一大祕訣：就是親近自然、順應自然；與此同時，養成有規律的、適度的生活方式。這些，對當今浮躁的都市芸芸眾生，尤其顯得重要。

對於踮起腳尖拚命趕路的「亞歷山大」年輕人們，我們更主張你們要學會經常性地讓軀體和心靈有所鬆懈與放假，使勞碌的身心暫時得以歇息，繃緊的精神、神經可以在偷閒中鬆弛，以便浮躁的靈魂有所歸依與寧謐。須知，即便是再好的車，也不能長期超負荷運轉，何況人是血肉之軀，不是鐵打的！

別跟我說你太忙了，做不到！事情太多了，實在不行……告訴你，事情永遠做不完！而且，你真的想多做一點，就需要活得長一點，時時平常心！

別留下對社會、家人及本人都難以彌補的終生遺憾，別到最後，忍著劇痛，病榻上敲鍵盤，含淚寫著《此生未完成》。

因為生命儘管非常美好，但她其實只是個「瓷花瓶」，說破就破；破了也許還能修補，但「身價」大跌；更多的是連修補都不可能！那時候，一切皆晚！

再告訴你，這是我們「三折肱」換來的深刻教訓與體驗，痛定思痛後深入研究的結論。因為本人年輕時也是不輸給任何人的「拚命三郎」，三十二歲成了勞工楷模，多次破格，遙遙領先諸君，直升教授……但四十歲時一紙體檢報告，驚醒了自己：一連串的健康警報與危險，這樣下去可以嗎？這不是竭澤而漁，透支身體換來短暫收益嗎？加上身邊多位悄無聲息地離世，留下無盡的哀傷！或者從一個商界（學界、官場）叱吒風雲的人物，一下子淪為需人照顧、憐憫、攙扶的羸弱者，令人扼腕的同時，陷入深思：這樣的生活，划算嗎？聰明嗎？值得嗎？顯然不！故奮起而痛改，並希望後來人也能領悟——人，特別是知識精英，首先應該學會健康地活著，智慧地生活，以求創造此生更大的價值。

二、養生延年，需守道節撙

又過去二十年了，我們的研究，得出了一系列的結論：

自身行為，關乎健康長壽。

壽限通常主要是由遺傳決定的，人的壽限長達一百二十～一百五十歲。

而折壽因素則完全取決於自我的後天行為及由此造成的機體傷損。換句話說：學

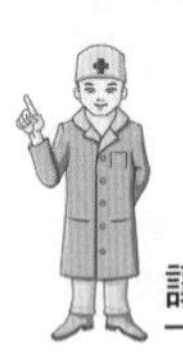

會生活，學會良好的後天行為，減少傷損，則可盡享天年！

長壽與否，還與智慧及知識相關；知性人士應該更懂得並遵守保健及防範疾病的原則及方法，且更願意鍥而不捨地執行。

延年祕訣：節撙守道，少「扣分」，恪守其「道」。學會「節撙」，學會好好活，慢慢拖，不在於獲得多與少，而在於活得短與長。

長壽與否，也可用「蠟燭現象」解釋：蠟燭火勢燒得越旺，往往時間越短。

高度發展的社會和日益失衡的經濟、生態、社會環境，使得人們長期處於高度緊繃的慢性應激狀態，並徹底改變了人類的疾病排行和死亡排行。今天，導致人們夭折的已經不再是營養不良、急性感染。慢性非傳染性疾病漸漸佔據了疾病排行和死亡排行的首位。

營養不良、急性感染等傳統的常見疾病，今天的醫學對策是綽綽有餘，效果良好的。但慢性非傳染性疾病則不然，它易於防範，卻難於用現有的醫療對策有效糾治。即便初步控制了，也代價昂貴，易於復發。

營養不良性疾病及傳染性／感染性疾病，原因比較單一，完全可以用線性方程解釋其病變過程，故人們採取針對性的措施常可收桴鼓之效。

而其他慢性病的機制，通常要複雜得多，絕非單純的線性方程所能揭示。

因此，慢性病是今人折壽的主要原因。但慢性病折壽是相對的，幾乎所有的常見慢性病都可以防範，借助綜合措施進行有效防範，依然可以盡享天年！

生活方式是影響壽命和導致諸多慢性病的主要因素。經濟及社會發展，對民眾康壽的影響巨大，生活方式改變對期望壽命提升的貢獻，大於純粹治療疾病的高科技方法！

好消息是人類期望壽命延長了！壞消息是延長的壽命中，將有百分之二十五的時間會與癌症、冠心病等的慢性疾病相伴隨。因此，人人需要未雨綢繆，早做準備！

中醫學強調「上工治未病」，未病，即「亞健康」狀態。它是從健康到疾病過程中的「中間站」，其成因主要源於生活方式。本質上是一類持續的慢性應激狀態。症狀為疲勞或某種指標不正常，或出現某一單一症狀，且其過程可逆、可康復，也有可能發展為慢性疾病。

慢性病大都「非天降之，人自為之」。慢性病的發生，往往是諸多因素疊加後的效應，往往表現為「沙堆」效應。

可以用打牌的「同花順」現象來解釋癌症、冠心病、高血壓等慢性病及猝死、中風的發病機制，是多重因素（多張牌）疊加，誘發了癌症等慢性病。因此，杜絕癌症等慢性病同樣需「同花順」理論，需要從多個環節切入。

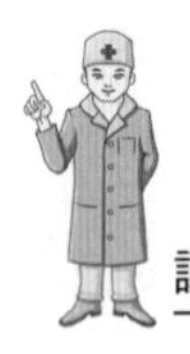

慢性疾病的發生發展是有警示性，就像已經手握三四張牌了，這時候需千萬謹慎，對這些警示信號要充分重視，千萬別湊上最後一張牌。

除了平素防範健康「病源」外（「病源」，即不健康的方式所導致的健康慢性損害過程），重要的還要做好「關鍵點」「臨界點」的預防，也就是要注意「轉捩點」的阻擊。就像是出現了「堰塞湖」後，需要隨時防範其潰堤、山洪暴發（類似得了高血壓，需注意防中風、猝死等）一樣。

三、情商重於智商，康商重於情商

在長期的研究及臨床對癌症等的防範中，我們還總結出了適合於今人的一系列保健防病、守住健康、延年益壽的方法與對策。

強調須學會從容以對，保健從優化性格與個性做起。

學會投資及管理健康，認識先行，努力提高自我「康商」，提高自己的健康指數，並持之以恆。

強調「情商」重於「智商」，「康商」重於「情商」。

設定了評估「康商」的五個維度：健康文化、健康意識、健康行為、健康感受、健康參數，並給出了具體的改進方法及措施。

主張適度放慢生活工作節奏，學會遵循「二八定律」。且就如何實施高效卻又適度的慢生活，給了具體建議。例如，強調做任何事情「別越界」，合理安排時間，有張有弛，控制欲望，少為妙，等等。

強調告別生活陋習，起居有常，改變不良習慣。

「管好嘴」，但如何從合理飲食開始，阻斷疾病滋生，守住自我健康，卻需要正確知識及技巧。在第一手研究資料基礎上，我們總結提出了「合理膳食的七原則」。同時強調：參考《居民膳食寶塔》時，至少打個「七折」。

我們的結論：今人之百病，大半起於「心」。我們的研究，第一次以實證方式，揭示了「心身共軛」機制，闡明了今天臨床很多疾病及症狀其實是有明確的心理根源的。因此，養生首先要注重「養心」。安頓好心，是今人健康活著的第一要義。

如何養心，既複雜，又簡單。書中詳細做了闡述，例如：如何禪定安心，洞悉「捨得」奧祕，學會規避劣性應激，學會有效傾訴，等等。

臨床長期的癌症診療經驗，促使我們形成了頗為系統且有效的「中國式心理調整方法」——何氏心理管理十八招，書中不吝篇幅，做了闡述。

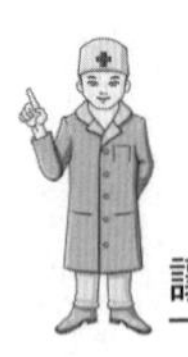

四、健康管理新模式：多環節切入＋狀態調整＋線性干預

從理論層面說，我們在多個大專題研究的支持下，結合幾十年的臨床探索和數萬例的第一手調研資料，提出了特色的健康管理新模式。

在我們指導下，程羽博士歸納了中國健康管理新模式：「多環節切入＋狀態調整＋線性干預」。

所謂「多環節切入」，就是說今天的保健，不能只是一兩個環節，諸如「管好嘴、邁開腿」是對的，但遠遠不夠！前面介紹的癌症防範的「多字」方針：知、醫、藥、心、食、運動、社會等，就是典型案例。

所謂「線性干預」，就是原因阻斷。血脂高了，降低血脂；血糖高了，控制血糖。這是西方醫學的優勢，值得借鑒。

所謂「狀態調整」，則是中國式的特點。比如，虛弱狀態的綜合調整，疲勞狀態的調整，諸如此類，不一而足，展現了中醫學的優勢。

三者相互結合，更有助於健康的維持和延年益壽！

為了便於理解，舉個典型案例。兩年前，在某地電視台健康講座現場，一位六十歲剛過的肥胖男性找到我們，氣喘吁吁地提問：他一直不注意健康管理，胡吃海喝，從不鍛鍊，且脾氣暴躁，一輩子與菸酒打交道，雖然早就偏胖了，總認為自己身體不錯。但近年來明顯力不從心，氣喘吁吁的，身高才一百七十公分的他，體重已經超過九十八公斤，四高（血脂、血糖、血壓、尿酸高），胸口老是有憋悶感，已經明確冠狀動脈有嚴重阻塞。雖然菸已經戒了，但酒還是少不了，怎麼辦？要運動，動一動就喘得厲害，心臟科醫師禁止他太過活動；不動，體重仍在一個勁地增加……不吃，餓得慌，吃了只是長肉；現在已經無法爬樓梯了，平地走路都困難得很。

當時，我們給了幾個綜合建議：一是儘快找個有經驗的中醫師，全身調整，特別是控制心臟問題；二是一旦可能，儘快心臟裝支架，防範「堰塞湖潰堤」（心臟猝死）；三是支架裝完後，盡可能遵循健康生活方式，控制體重，力戒各種壞習慣，改善代謝，提高全身功能狀態。

然後，他尋找我們幫他中醫藥調理（筆者給他用的是真武湯加味，一段時間換換方），同時，第一時間配合做了支架；因為生死攸關，故又主動調整生活方式的多方面優化，特別是飲食控制，且還能持續有恆。兩年後，他的全身狀態明顯好轉，體重控制在八十五公斤上下，能夠慢步走上三、四千公尺。他自己感到：今非昔比，情況好多了！

這案例就充分展現出了「多環節切入＋狀態調整＋線性干預」的健康管理模式：

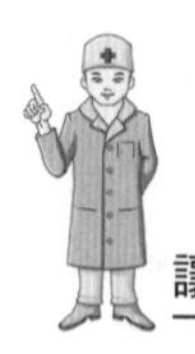

此人當時心臟問題很嚴重，隨時有可能心肌梗塞發作，屬於「堰塞湖潰堤」，如果這樣，後果嚴重，故建議支架儘快安裝，以避免此類惡果！此屬線性干預。

顯然，此人光裝個支架並不解決問題，改善心功能亦是重點，全身羸弱狀態的調整也很重要，故中醫藥辨證，歸為「脾腎陽虛，水氣凌心」，故真武湯加味，綜合糾治，他由於吃後感到不錯，故持續服藥多日。此為狀態調整。

此君素來不注重生活方式合理與否，如果不從源頭上控制體重及血脂等，即便裝了支架，很快也會阻塞，身體其他方面的功能同樣岌岌可危。因此，建議從多個環節著手，包括一步步地進行力所能及的活動（他裝了支架後，早期也只是能在家裡走走），控制飲食，調控情緒等，一點點地，體重等有所下降，情況逐步改善，此乃「多環節切入」。

而在血糖一節中介紹的某企業總裁的暫時性高血糖反應，由於這位年輕總裁的病情態勢不是很兇險，短期內不存在「堰塞湖潰堤」等嚴重惡果之可能，因此，線性干預只是表現為不斷以血糖數值為參照，調整糾治方法，而不一定採取過激的西醫學措施，他需要防範的只是「溫水煮青蛙」的長期滯後效應。

五、養生安心，女性有其特點

我們在進一步研究中注意到：女性又有不同於男性之處。袁萌博士在我們的指導下，新近完成了她的博士論文：《女性健康狀況研究及健康管理模式探討》。分析了女性心身特點，認為現代女性的健康管理，要以上述模式為指導，需線性干預和狀態調整並行。而且，進一步充實了女性需「養身」「安心」「糾偏」「賞生」的健康管理新要素。其中，「養身」「安心」不難理解；「糾偏」則是針對女性由於經、帶、胎、產等的生理特徵而言的；「賞生」則是莊子之見，人們不僅僅要智慧地生活，而且要學會欣賞生活樂趣，體驗生活快感！對此，容以後專做介紹。

總之，此書是我們多年來自我原創性探索的結果。其中，既大量吸取了國內外近期的研究進展，也融匯了多項國家級專題研究的成果；既有理論模式的總結提升，也密切結合了臨床（尤其是腫瘤臨床）實踐經驗；既有防範和保健（包括亞健康糾治），又涉及治療康復；既有藥物，也旁涉心理、飲食、行為、認知等；且融貫東西方，綜合中西醫；只是希望對大眾的自我健康管理提供一個有中國特點的、可操作的、高效率的新模式！

健康乃生命之本，也是基本人權；健康不僅關乎個人、家庭，亦關係到國家民族；呵護民眾健康，乃醫家之天職與本分。

但願此書對增進芸芸眾生之健康，能有微薄之助！

附錄：五色食物養五臟（引自——魯直醫生）

一、養肝食譜

1 綠豆冬瓜湯

◎材料：綠豆250克、冬瓜750克、鮮湯500克。

◎做法：鍋中倒入鮮湯燒沸，撇去泡沫。薑洗淨，拍破倒入鍋內，蔥去根鬚，洗淨，挽成結入鍋。綠豆淘洗乾淨後倒入湯鍋，中火煨煮1小時。冬瓜去皮瓤，洗淨、切塊，投入綠豆湯鍋內，煮至軟而不爛，調入適量鹽即可。

◎功效：對脂肪肝、高血脂症、動脈硬化症、高血壓、尿道感染、慢性前列腺炎等病症均有輔助治療之效。

2 鸊鷉內金飲

◎材料：菠菜根100克、雞內金15克。

◎做法：加水煎，每日3次，飲服。

◎功效：適用於糖尿病。

3 枸杞紅豆紅棗粥

◎材料：紅豆30克、枸杞20克、紅棗10顆，白米100克、水一千毫升。

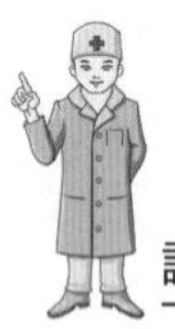

◎做法：紅豆洗淨後，浸泡4小時以上，加米和水煮至半熟。然後加入枸杞、紅棗一同煮成粥即可食用。

◎功效：適用於急、慢性肝炎以及肝硬化。

4牡蠣湯

◎材料：生牡蠣20克、知母6克、蓮子30克、白糖適量。

◎做法：洗淨蓮子，熱水浸泡一小時。將生牡蠣、知母放入砂鍋內，加適量清水，小火煎半小時後濾汁，棄渣備用。將藥汁、蓮子連浸液一起放入鍋內，小火燉至蓮子熟爛，加適量白糖即可。

◎功效：養肝腎兩經，有滋陰養血，消除煩熱失眠，有健脾安神、潛陽固精之效，但脾胃虛寒及便祕患者禁用。

5玉米冬瓜湯

◎材料：鮮嫩玉米150克、鮮冬瓜350克。

◎做法：將鮮嫩玉米去外皮取玉米粒，鮮冬瓜洗淨切小塊，起油鍋，入蔥末、薑末煸炒幾下，加水800毫升，入鮮嫩玉米粒、鮮冬瓜，加鹽調味，煎煮30分鐘後即成。

◎功效：對糖尿病、脂肪肝、高血脂症、動脈硬化均有療效。

二、養心食譜

1山楂銀菊茶

◎材料：山楂10克、金銀花10克、菊花10克。

◎做法：將山楂洗淨、搗碎。熱鍋，加水，將搗碎的山楂和金銀花、菊花一同倒入鍋中，攪拌均勻。水沸後，再小火煮片刻，即可。

◎功效：山楂銀菊茶具有消脂、降血壓之功效。

2紅棗枸杞豆漿

◎材料：黃豆60克、紅棗15克、枸杞10克。

◎做法：將泡好的黃豆洗淨，紅棗去核洗淨，枸杞洗淨，裝入豆漿機榨汁熬熟，即可飲用。

◎功效：補虛益氣，安神補腎，改善心肌營養。

3洛神草莓茶

◎材料：洛神花6朵、草莓汁250毫升、蘋果1個。

◎做法：將蘋果洗淨去皮切小塊，洛神花加入草莓果汁與水各250毫升，煮出蘋果味即可趁熱喝。

◎功效：防治輕度心血管疾病。

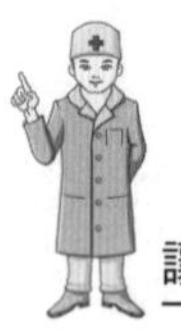

4花生秧花生葉方

◎材料：鮮花生秧50克、花生葉50克。

◎做法：將上兩味藥洗淨，去雜切碎入鍋，加水1000毫升，煎煮30分鐘，去渣，取藥液。一日一劑，早、晚分服，一次200毫升。

◎功效：調治高血壓。

5香椿桑葉方

◎材料：香椿葉15克、桑葉10克、白糖20克。

◎做法：將上兩味加適量水，煎湯，加白糖溫熱飲用，每日2～3次。

◎功效：調治心肌炎。

三、養脾食譜

1玉米梨飲

◎材料：黃玉米30克、梨30克。

◎做法：將黃玉米、梨洗乾淨，放入砂鍋內，加水適量，煎成濃湯，代茶飲，每日1劑。

◎功效：調治暑熱腹瀉、消化不良。

2 香菜黃豆湯

◎材料：黃豆50克、新鮮香菜30克、鹽少許。

◎做法：香菜、黃豆分別洗淨，加水兩碗半煎至1碗半，用鹽少許調味即可。

◎功效：健脾寬中，適合貧血患者補益。

3 苦瓜汁

◎材料：鮮苦瓜80克或苦瓜根100克、冰糖100克。

◎做法：將洗淨的鮮苦瓜搗爛取汁，用開水沖服。或用苦瓜根100克加冰糖100克、水燉服。

◎功效：防治痢疾。

4 蓮葉蓮藕汁

◎材料：鮮荷葉半張，蓮藕30克。

◎做法：荷葉洗淨切絲，與蓮藕同煮，去渣取汁飲用。

◎功效：適用於小腸癌便血者。

5 菱角湯

◎材料：生菱角20～30個。

◎做法：生菱角去殼，留肉，加水適量，小火煮成濃褐色湯，分2～3次飲服。

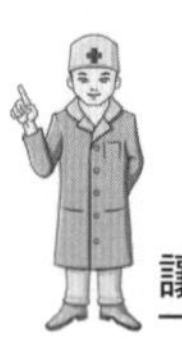

◎功效：適用於子宮癌、胃癌。

四、養肺食譜

1蘿蔔橄欖飲

◎材料：白蘿蔔、青橄欖各30克。

◎做法：白蘿蔔、青橄欖水煎，代茶飲。

◎功效：預防治療流行性感冒、白喉。

2玉米鬚糖漿

◎材料：黃玉米鬚60克、蜂蜜適量。

◎做法：將黃玉米鬚洗乾淨，放入鍋內，加水適量，先用大火煮沸，再用小火煎成湯，去渣，取汁，加入蜂蜜，內服，每日一劑。

◎功效：調治肺結核咯血、吐血。

3山藥甘蔗飲

◎材料：鮮山藥50克、甘蔗汁120毫升。

◎做法：鮮山藥搗爛，與甘蔗汁半杯和勻，燉熱服之，每日2次。

◎功效：可治療咳嗽痰喘。

4玉米芯飲

◎材料：黃玉米棒內的芯（白色柔軟條狀物），用量不限。

◎做法：將黃玉米棒內的芯清洗乾淨，放入砂鍋內，加水適量，置於火上，熬成濃汁，去渣，取汁，服用。

◎功效：調治盜汗。

5豆腐冬瓜枇杷方

◎材料：豆腐、冬瓜各100克，枇杷葉10克。

◎做法：將豆腐、冬瓜切成小丁塊，入鍋加水800毫升，燉30分鐘即可。去枇杷葉吃冬瓜、豆腐，一日一次。

◎功效：可治口腔潰瘍。

五、養腎食譜

1玉米衣飲

◎材料：黃玉米衣25克。

◎做法：黃玉米衣清洗乾淨，放入砂鍋內加水適量，先用大火煮沸，再用小火煎成湯，內服。

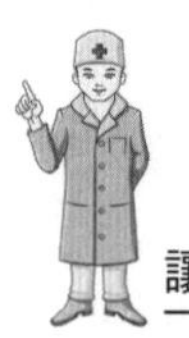

◎功效：調治妊娠小便不通。

2菱角汁◎材料：鮮菱角250克。

◎做法：鮮菱角洗淨後，水煎1小時，濾取汁液，加紅糖適量，一天內分兩次服完。

◎功效：治月經過多症。

3玉米鬚飲

◎材料：黃玉米鬚150克。

◎做法：黃玉米鬚清洗乾淨，放入砂鍋內加水適量，先用大火煮沸，再用小火煎成湯，內服。

◎功效：調治尿道結石。

4薑艾茶（薑白茶）

◎材料：薑18克、紅糖50克（兩方中薑與紅糖量都不變）；艾葉9克、小茴香9克（或蔥白6根，胡椒粉1小勺）。

◎做法：1將薑、艾葉和小茴香加水共煎沸後，加入紅糖調味，趁熱服。每日2次，連服一週。2或將薑、蔥白洗淨壓碎入鍋內，加水適量煮開，再加紅糖調味，去渣，加入一點胡椒粉趁熱服。每日3次，連服一週。

◎功效：適用於痛經女性。

5黑芝麻豬腳湯

◎材料：黑芝麻150克、豬腳500克。

◎做法：將黑芝麻研細末，豬腳洗淨切塊，入鍋，加水1500毫升，煮40分鐘，入鹽、調味即成。

◎功效：適用於產婦乳汁不足。

6黑豆坤草飲

◎材料：黑豆50克、益母草30克、紅糖30~50克、黃酒適量。

◎做法：將益母草洗淨，切成寸段，入瓦煲加水800毫升，煎煮半小時以上，去掉渣滓。黑豆洗淨，倒入益母草湯，繼續煎煮至黑豆熟爛為止，調入紅糖、料酒即可。

◎功效：對月經不調、氣血不調等均有療效。

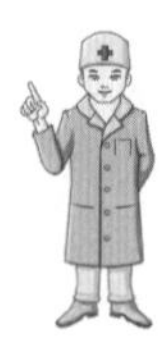

本附錄節錄自《五色食物養五臟》魯直醫師著，更多的養生、健康食譜與更多的精彩內容，請參見健康養生小百科系列12《五色食物養五臟》。

五色食物養五臟

一年四季都要用到的養生食材

魯直醫師◆著

國家圖書館出版品預行編目(CIP)資料

讓您活得比醫生更健康長壽 / 何裕民作. --
初版. -- 臺北市 : 華志文化, 2017.05
面； 公分. -- (醫學健康館 ; 9)
ISBN 978-986-5636-82-1(平裝)
1.健康法 2.保健常識
411.1 106004431

華志文化事業有限公司
系列／醫學健康館9
書名／讓您活得比醫生更健康長壽

作者　何裕民教授
執行編輯　簡煜哲
美術編輯　楊雅婷
封面設計　王志強
文字校對　陳欣欣
企劃執行　張淑貞
總編輯　黃志中
社長　楊凱翔
出版者　華志文化事業有限公司
電子信箱　huachihbook@yahoo.com.tw
地址　116台北市文山區興隆路四段九十六巷三弄六號四樓
電話　02-22341779
印製排版　辰皓國際出版製作有限公司

總經銷商　旭昇圖書有限公司
地址　235新北市中和區中山路二段三五二號二樓
電話　02-22451480
傳真　02-22451479
郵政劃撥　戶名：旭昇圖書有限公司（帳號：12935041）

出版日期　西元二〇一七年五月初版第一刷
書號　C209
本書由上海科技出版社獨家授權台灣繁體版

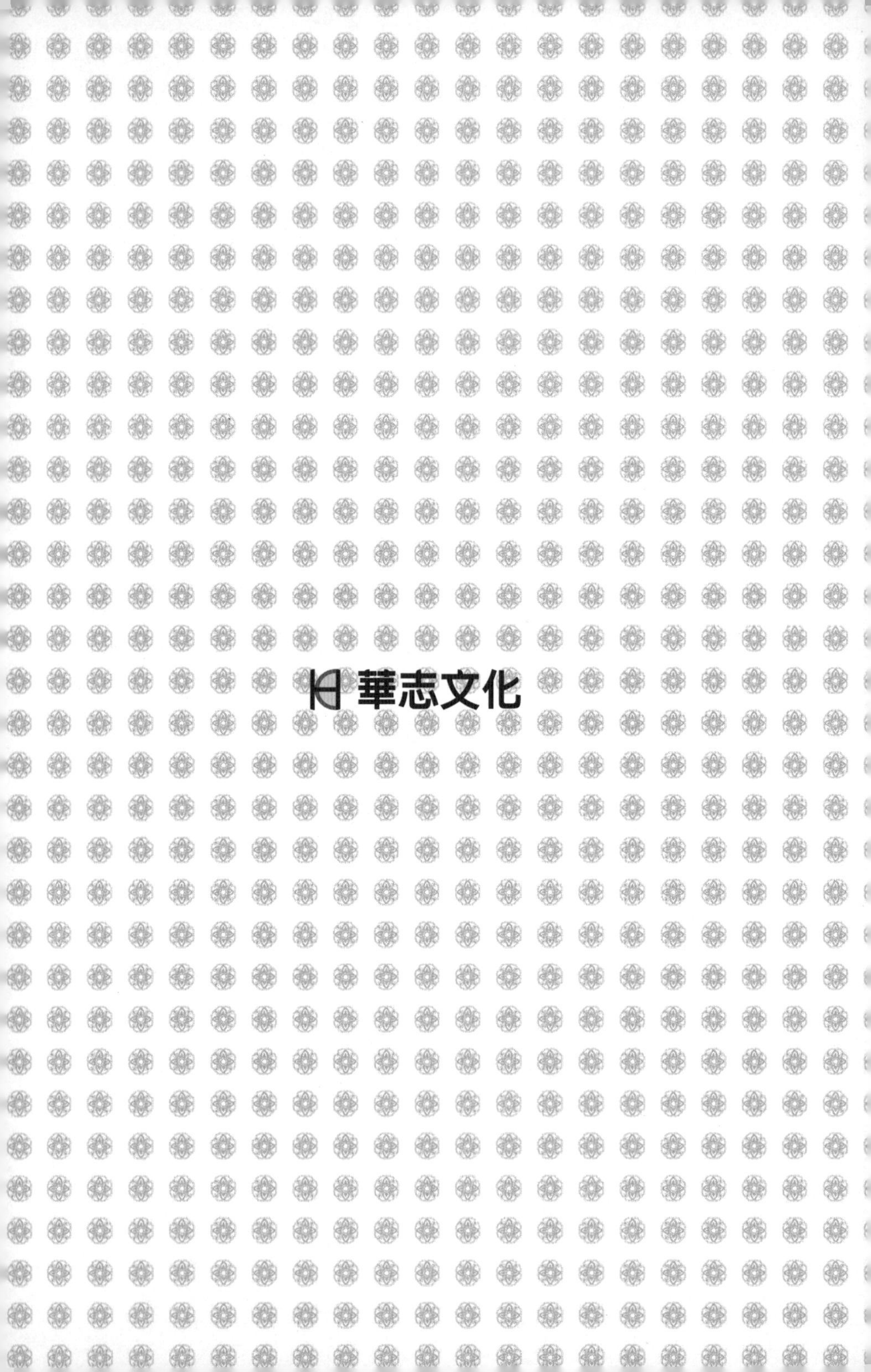

華志文化